唐维居临证医案集锦

唐维居　著

U0380320

东南大学出版社

·南京·

图书在版编目(CIP)数据

唐维居临证医案集锦/唐维居著. —南京:东南大学出版社,2020.6

ISBN 978-7-5641-8931-0

Ⅰ.①唐… Ⅱ.①唐… Ⅲ.①医案-汇编-中国-现代 Ⅳ.①R249.7

中国版本图书馆 CIP 数据核字(2020)第 095944 号

唐 维 居 临 证 医 案 集 锦
Tang Weiju Linzheng Yi'an Jijin

著　　者:唐维居
出版发行:东南大学出版社
社　　址:南京市四牌楼 2 号　邮编:210096
出 版 人:江建中
责任编辑:戴坚敏
网　　址:http://www.seupress.com
经　　销:全国各地新华书店
印　　刷:南京玉河印刷厂
开　　本:700mm×1000mm　1/16
印　　张:8
字　　数:201 千字
版　　次:2020 年 6 月第 1 版
印　　次:2020 年 6 月第 1 次印刷
书　　号:ISBN 978-7-5641-8931-0
定　　价:50.00 元

自　序

2000年4月7日,我的一种治疗肠胃病中药"泻秘停"冲剂及其制造方法,获得中华人民共和国国家知识产权局发明专利证书。2000年经江苏省卫生厅批准,我参加了国家执业医师资格考试,取得中医执业助理医师资格证书。2003年5月17日,我的论文《虚劳症与唐氏补肾健脾散》获得21世纪国际医药发展大会暨颁奖大会(曼谷)国际医药金象金奖,医学博士勋章。

2012年3月21日,我的一种用于治疗乙肝的乙肝散获得中华人民共和国国家知识产权局发明专利证书。2009年,我在中华人民共和国卫生部(现国家卫生健康委员会)组织的"弘扬中医药　健康中国人"活动中,获得组委会、中国保健协会中医药保健工作委员会联名赠牌。2009年8月15日,全国著名特色医疗专家鉴定委员会,为我颁发《中华医学临床研究特色专科专家证(特色专科:疑难杂症)》。

医患有缘,人生幸事。医生救治了病人,病人成就了医生。

八旬之际,重读自己医案,确有可用方剂。故将两项发明,疗己记录,事亲医案、疑难杂症处方,汇集成册,给寻常百姓传送健康信息。

2020年春

目 录

上篇 发 明

下篇 医 案

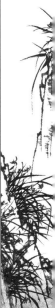

上篇

发明

第一章 泻秘停冲剂

发明名称：一种治疗肠胃病中药"泻秘停"冲剂及其制造方法

发明人：唐维居

专利号：ZL 94 1 11328.0

专利申请日：1994 年 5 月 11 日

授权日：2000 年 4 月 7 日

专利权人：唐维居

摘 要

中草药冲剂"泻秘停"，是由中草药大黄、黄芩、茯苓、甘草按比例组方，研末制成冲剂。该药对治疗腹泻和便秘有显著疗效并有双向治疗作用，且无毒副作用，是治疗腹泻和便秘最理想的中药制剂。

权利要求书

1. 中草药冲剂"泻秘停"，其特征在于：该冲剂由以下成分组成：大黄、黄芩、茯苓、甘草。

2. 根据权利要求书 1 的中草药冲剂"泻秘停"，其特征在于：成分为大黄 36.3％、黄芩 36.3％、茯苓 18.2％、甘草 9.2％。

3. 根据权利要求书 1 的中草药冲剂"泻秘停"，其特征在于：将上述中药选净晒干研为粉末，按比例配制成 3 g 一袋。

说明书

本发明涉及药物的配方,特别适用于治疗腹泻和便秘。

肠胃病是一种常见病、多发病,大多由宿食停滞、饮食不洁、寒凉或脏燥引起,表现为腹胀疼痛、泻痢、肠炎、大便秘结、胃肠出血等。中药"承气汤""泻心汤""滚痰丸"对治疗该病均有疗效,但疗效不够显著,且不具有既治腹泻又治便秘的一药双治的作用。

本发明的目的在于:按照胃腑宜降、肠腑宜通的原则,拟制一种"泻秘停"冲剂,使其既能有效地治疗腹泻又能有效地治疗便秘。

下面介绍本冲剂的配方:

药物配方:大黄 36.3%,黄芩 36.3%,茯苓 18.2%,甘草 9.2%。

功能与主治:清热解毒,泻下通便,活血化瘀,排除水饮。主治痞满腹痛,大便秘结,泻痢初起,肠胃出血。

制造方法:将上述中药晒干选净,粉碎拌匀,按配方比例分袋包装。每袋药重 3 g。

服法与用量:口服。成人一日 2～3 次,每次 1 包,儿童用量酌减。

临床应用效果举例:

例 1 王××,女,47 岁,居民。1989 年 9 月某日,5 至 9 时泻便 5 次,9 时服用 1 袋,中饭后又服 1 袋,泻下渐止。16 时左右觉腹部有点疼痛。晚饭后再服 1 袋,次日痊愈。

例 2 王××,男,42 岁。1989 年 5 月,因饮酒过量造成酒精中毒,精神失常。先后 3 次收住市、县精神病院,未愈。11 月某日,他夫妻二人前来求治,谈及近日频频临厕不解,于是得知其便秘严重,遂劝服此药。一日 3 次,每次 1 袋,次日早饭后夫妻又前来诉说当夜临厕十来次,泻下秽物如条状,坚硬不易戳碎,于是我再予其 3 袋,仍分 3 次服用。再次日,患者诉说无泻下,一夜好睡,精神佳,至今未复发。

例 3 王××,女,48 岁,居民,住泗阳县众兴镇朝阳居委会。1992 年 11 月某日求治,自述因常便血,在县人民医院行灌肠术待查,个人怀疑有肿瘤,夜不能寐,伴有虚浮。服用本冲剂后,两日小便得控,三日口味略开,七日而愈,至今未发。

例4 唐××,男,27 岁,果园职工。1993 年 8 月某日,腹痛难忍,服用两次后,泻下大便甚多,大快而愈。

[药理作用分析]

大黄:性味苦寒,气味重浊,直降下行(《中药学》第 131 页右半面第 6～7 行)。《本草纲目》谓"荡涤肠胃,推陈致新,通利水谷,调中化食……泻心下痞满,下痢赤白,里急腹痛,小便淋沥,湿热燥结,潮热谵语"(《本草纲目》1116 页第 15～16 行,1117 页第 1～2 行)。现代医学研究证明,大黄对痢疾杆菌、大肠杆菌、绿脓杆菌有抗菌作用(《新编中药炮制法》第 59 页倒数第 2 行至第 60 页第 1 行)。大黄的泻下成分番泻甙 A 可刺激大肠,增强肠的蠕动,减少水分吸收而致缓泻,而大黄中的鞣质则可收敛、止血(《新编中药炮制法》第 54～55 页)。

黄芩:性味甘寒,清上泻下,走表达里,为泻火解毒之要药(《中药学》第 49 页左半面倒数第 6～3 行)。适用于"湿热侵袭大肠而致腹痛里急,下痢赤白者"(《中药学》第 49 页右半面倒数第 13～12 行)。现代医学研究证明,黄芩能抑制痢疾杆菌(《新编中药炮制法》第 307 页第 2 行),对抗伴有变态反应的炎症(《中药药理学》第 33 页倒数第 3 行),抑制小肠蠕动,促进大肠蠕动,有利大便排出。

茯苓:性味甘淡,善益脾气,促气化,泄膀胱,洁源利导以开泄州都(《中药学》第 191 页右半面第 5～7 行)。现代医学研究证明,茯苓"有促进细胞免疫作用,又能使免疫球蛋白 1 g 含量显著上升,说明有提高体液免疫功能的作用"(《中药药理学》第 51 页第 21～22 行)。《本经逢原》曰:"大便泻者,胃气不和,不能分利水谷,偏渗大肠而泄注也。""茯苓分利阴阳,则泻自止矣。"(《中药学》第 192 页左半面倒数第 6～4 行)

甘草,性味甘平,归十二经,通行百脉,滋养五脏(《中药学》第 274 页左半面倒数第 5～1 行)。好古曰:"甘草甘味主中,有升降浮沉,可上可下,可外可内,有和有缓,有补有泄。"现代医学研究证明,甘草中的甘草甜素对药物中毒、食物中毒、体内代谢产物中毒都具有一定的解毒能力(《新编中药炮制法》第 212 页第 16～18 行),能保护黏膜(《新编中药炮制法》第 212 页倒数第 6 行),抑制胃酸,抑制肠管痉挛。甘草酸和甘草次酸都具有促肾上腺皮质激素

（ACTH）生物活性的作用，临床上作为抗炎药并治胃溃疡。

［复方药理作用］

大黄与黄芩为伍，"泻心"也，两药作用相加，抗菌消炎，泻下之力更强。大黄、黄芩与茯苓配伍，利水除湿、活血止血之功更著。甘草与茯苓为伍，补脾宁神，共同提高机体免疫功能。甘草与大黄合用，可防大黄泻下过速而伤害正气。

前述例 1 中的患者属泻痢症。用"泻秘停"冲剂抗菌消炎，利尿实大便而愈。

例 2 中所述患者酒精中毒，谵语发狂，原为湿热症，因时日迁延，消化液分泌减少，肠蠕动和吸收功能降低，转为里实症。由于便秘，肠内发酵腐败产物引起机体中毒，又给中枢神经以不良影响，致使病情加重。在大黄一泻之下，改善了机体的平衡，热毒解除而安。

例 3 中所述患者属水饮停蓄，湿困脾土症，以致大便溏薄，小便淋沥，脾不统血。用"泻秘停"冲剂后，机体体液代谢得以调节，阴阳渐趋平衡而获愈。

例 4 中所述患者属痞满里实症。用"泻秘停"冲剂荡涤肠胃，攻积逐瘀，通则不痛矣。

"泻秘停"冲剂为纯中药制剂，对泻痢、便秘有双向治疗作用，制造方法简单，用途广泛，有很好的社会、经济效益。

附：

对国家知识产权局专利局受理处
《第一次审查意见通知书》的意见陈述

本发明是在研究"滚痰丸"的基础上产生科学假说的,采用的是拆方与简化方剂、重组新方的方法,符合专利法实施细则第二条"专利法所称发明,是指对产品、方法或者其改进所提出的新的技术方案"。

"滚痰丸"初见于《万病回春》中的"痰饮"篇,洋洋(约)1 500 言,每读皆思索良久。后读不寐篇"酸枣仁汤"(《万病回春》第 230 页倒数第 8～6 行),方用酸枣仁、人参、白茯苓等份水煎,治多睡及不睡,如不要睡即热服,如要睡即冷服。一方二用,双向治疗,倍感新奇。进而细读"滚痰丸": "一切中风瘫痪、痰涎壅塞、大便或通或闭者,每服八九十丸。人壮盛实者,一百丸。常服二三十丸,无大便不利之患,自然上清下润之妙"(《万病回春》第 114 页第 17～19 行);"一切痢疾,不问杂色,或带血块恶物者,不问曾经推挨,但是新久不已者,或热,或不进饮食,每服八九十丸。次日热退,再进三二十丸,即服止痢药,万无一失"(《万病回春》115 页第 17～19 行)。可见"滚痰丸"对便闭(即便秘)和痢疾腹泻也有一定的双向治疗作用。再查《本草纲目》,其中也有"滚痰丸"的记载,如"治痰为百病,惟水泻、胎前产后不可服用。王隐君岁合四十余斤,愈疾数万也"(《本草纲目》第 118 页第 9～12 行)。

腹泻和便秘,是临床常见病、多发病,迄今没有能够双向治疗这两种疾病的中药或西药。若能研制出一种既能治疗痢疾腹泻、水泻,又能治疗便秘的新药,无疑是一种科学发明。

两个"滚痰丸"皆是前人的临床经验,要真正弄懂其中道理,必须从中药防治疾病的物质基础即所含有的化学成分去进行考证。痢疾是由痢疾杆菌引起的肠道传染病,痢疾杆菌分为四群。"动物实验证明,无论哪种菌群,该菌如无侵袭肠黏膜上皮细胞能力是不会致病的,故痢疾杆菌对肠黏膜上皮细胞的侵袭力是引起人体发病的先决因素"(《西医内科学基础》

第 259 页第 18～19 行）。大黄、黄芩能抑制痢疾杆菌，"酒炒大黄、酒炖大黄与生品的抑菌效力基本一致"（《新编中药炮制法》第 56 页第 9～10行）。大黄中主要的致泻成分是结合性蒽醌类。"黑龙江省祖国医药研究所试验，经不同炮制，大黄的总蒽醌含量有所降低，如生大黄为 4.16％，水浸法为 2.28％，酒浸煨热为 1.03％，七蒸七晒为 0.69％"（《新编中药炮制法》第 54 页第 14～61 行）。"中医研究院中药研究所通过测定大黄的泻下 E_D50 值，泻下出现时间、泻下次数，排泄物性状与干重，证明生大黄有明显的泻下作用，内服后引起泻下快且次数较多，以排泄稀便为主。酒炒与醋炒大黄泻下效力降低 30％左右，但泻下出现时间、次数、性状等与生大黄无明显差别。酒炖大黄、清宁片等泻下效力降低 95％左右，泻下出现时间明显延长，次数明显减少，多为软便"（《新编中药炮制法》第 55 页第 11～17 行）。若将酒拌（浸）、蒸后晒干的大黄改为生大黄，则生大黄服用后引起泻下快和次数较多的作用，将会使痢疾杆菌黏附肠黏膜上皮细胞的能力受到抑制，并随排泄物排出体外，必将缩短治疗时间，提高治疗效果。

　　"调胃承气汤"用甘草，恐其速下也。崔氏方用甘草，取其解毒也。甘草解毒的有效成分为甘草甜素。

　　药物构成是保证治疗作用的前提，其组分含量对于治疗效果来说也是至关重要的。据《中药学》上的煎服常用量，大黄应取 3～10 g，黄芩应取 3～10 g。采用生品内服，可以保持自然活性药劲大，用量小。但为保证对痢疾的治疗作用，大黄仍取煎服常用量低位数 3 g，黄芩按"滚痰丸"法与大黄等量，同为方中主药。茯苓次之，为大黄的一半。甘草再次之，为茯苓的一半。大黄：黄芩：茯苓：甘草为 4：4：2：1。为适应工业生产，最终定为大黄 36.3％、黄芩 36.3％、茯苓 18.2％、甘草 9.2％。大黄、黄芩日用量均达 3.267 g，超过了煎服的低位数，因而可以达到治疗量的要求。

　　在剂型上我也曾做过实验，水制干丸与散剂效果相同。但丸剂少量保管容易霉变，造成材料浪费。倘小儿服用，仍要研碎。因而将"泻秘停"定型为散剂，小袋包装。

　　"泻秘停"冲剂是复方，是采用现代控制论的多输入—多输出系统分析法组方治病的,因此自然不会单打一。它是用复杂的系统治疗复杂的人体系统,因而具有全面兼顾的优势,所以也能治疗痞满腹痛、肠胃出血,以及鼻出血和尿频,故曾名为"肠胃康""泻秘康"。

动物实验是现代医学和生命科学研究的一个重要基础和支柱,临床也是一个大实验室,最终的检验当是临床应用的实实在在的效应。在发明过程中,针对单味药采用已知的经验和现代的研究成果,对"泻秘停"冲剂的试验采取先用于己后用于人的方法。

由于其配方是按一定比例组成的,所以生产上可以重复进行,治疗效果可以重复出现。例如:泗阳县自来水公司驾驶员郭某的母亲,年近八旬,便秘多日,予水制干丸,每次 3 g,1 日 3 次,便秘消除,后将药丸用棉花包裹收藏,霉变后才弃之。泗阳果园唐善生的儿子,5 岁,大便带脓血 1 个多月,服用"泻秘停"冲剂 6 天,每天 3 次,每次 2 g,痊愈。魏圩乡梨园村吴某荣,痢疾腹泻腹痛,服 2 次即愈。唐某芹,2 岁多,去年 10 月因受凉引起水泻呕吐,西医输液 8 天没治好,改服"泻秘停"冲剂,晚饭前服 2 g,一夜没泻,次日早晨即想吃饭,饭后又服一次,愈。

第二章　乙肝散

发明名称：一种用于治疗乙肝的乙肝散

发明人：唐维居

专利号：ZL 2009 1 0031575.9

专利申请日：2009 年 4 月 23 日

授权日：2012 年 3 月 21 日

专利权人：唐维居

摘　要

本发明涉及一种用于治疗乙肝的乙肝散,由以下药材组成：柴胡 2.6％、黄芩 6.5％、板蓝根 6.5％、重楼 4.3％、山豆根 2.6％、夏枯草 6.5％、泽兰 3.8％、蒲公英 8.5％、白花蛇舌草 8.5％、女贞子 5％、制半夏 3.8％、白术 7.7％、山药 5％、党参 6.5％、灵芝 6.5％、丹参 5％、白茅根 4.2％、枸杞子 6.5％。制造方法：精选上述药物晾晒干燥,粉碎成粉末状,按上述百分比配成 9 g 一袋。经临床试验,本散剂有清热解毒,降酶退黄,抑制乙肝病毒复制,增强机体免疫功能,修复受损肝细胞,预防肝硬化、肝癌形成等功效。

权利要求书

1. 乙肝散的特征在于：乙肝散由以下质量百分比的药材组成：柴胡 2.6％、黄芩 6.5％、板蓝根 6.5％、重楼 4.3％、山豆根 2.6％、夏枯草 6.5％、泽兰 3.8％、蒲公英 8.5％、白花蛇舌草 8.5％、女贞子 5％、制半夏 3.8％、白术 7.7%、山药 5%、党参 6.5%、灵芝 6.5%、丹参 5%、白茅根 4.2%、枸杞子 6.5%。

2. 具体制备方法如下:(1) 精选上述药材,清洗干净;(2) 将清洗干净的药材进行晾晒干燥处理;(3) 将经晾晒干燥处理的药材进行粉碎处理,制作成粉末;(4) 将制作好的药材粉末按照上述比例配制成 9 g 一份,分袋包装。

说明书

[技术领域]

本发明涉及的一种药物,具体为一种治疗乙型肝炎的乙肝散。

[技术背景]

乙型病毒性肝炎是由乙型肝炎病毒(HBV)引起的一种世界性疾病。发展中国家发病率高,据统计,全世界无症状乙肝病毒携带者(HBsAg 携带者)超过 2.8 亿人,我国约有 9 300 万人。多数无症状,其中约 1/3 出现肝损害的临床表现。目前,我国约有乙肝患者 3 000 万人。乙肝的特点为起病较缓,以亚临床型及慢性型较常见。无黄疸型 HBsAg 持续阳性者易慢性化。

现有技术中治疗乙肝的药物不少,但仍有局限性。我国传统中药有独特的优势,因此开发一种对乙肝病毒有抑制作用而无毒素的中成药,对患者无疑是个福音。

[发明内容]

本发明的目的在于开发一种能有效抑制乙型肝炎病毒(HBV)自我复制的中药,从而达到治疗乙肝的目的。

[本发明的技术方案]

一种乙肝散,精选柴胡 2.6%、黄芩 6.5%、板蓝根 6.5%、重楼 4.3%、山豆根 2.6%、夏枯草 6.5%、泽兰 3.8%、蒲公英 8.5%、白花蛇舌草 8.5%、女贞子 5%、制半夏 3.8%、白术 7.7%、山药 5%、党参 6.5%、灵芝 6.5%、丹参 5%、白茅根 4.2%、枸杞子 6.5%,清洗晾晒干燥,制成粉末状,按上述比例配制成 9 g 一袋。

[药理作用分析]

柴胡,归肝胆经,疏散退热,降低血清酶、谷草转氨酶(AST)、谷丙转氨酶(ALT)、碱性磷酸酶(AKP)和 5-核苷酸酶活性,抑制总胆红素上升和肝坏死,对艾氏腹水癌(EAC)及 EAC 以外的同种、同系癌细胞均呈强的抑制作用。

黄芩,清热燥湿,泻火解毒。黄芩生药 1.0 g/mL、0.75 g/mL、0.5 g/mL 和 0.25 g/mL,对乙型肝炎病毒(HBV)DNA 合成均有抑制作用。

板蓝根,清热解毒,具有明显的抗内毒素作用。用板蓝根注射液进行穴位注射,治疗乙型肝炎病毒表面抗原携带者 30 例,结果 HBsAg、HBeAg、HBV-DNA 持续转阴者 12 例;HBsAg 滴度下降,并稳定在 1∶64 以下;HBeAg 或 HVB-DNA 持续转阴者 11 例;HBsAg 滴度下降,并稳定在 1∶64 以下或 HBeAg、抗 HBV-DNA 3 项中有 1 项反转者 6 例。

重楼,归肝经。清热解毒,散瘀消肿。重楼水提液(1 g/mL)及其 75％、50％、25％稀释液均对乙型肝炎病毒(HBV)的合成有抑制作用,抗肿瘤。

山豆根,清热解毒,消肿,抗炎。用山豆根注射液,一般 2～4 周谷丙转氨酶(ALT)即可恢复正常,并能提高血清白蛋白,降低球蛋白,对 HBsAg 也有一定转阴作用。

夏枯草,归肝、胆经。具有清火、散结、消肿之功。体外试验,夏枯草煎剂 3 mg/皿有显著的抗丙酮醛和迭氮钠致突变作用,抗突变力分别为 82.2％和 82.5％。有抗免疫缺陷病毒作用。

泽兰,归肝、脾经。善入肝脾,活血通络,行水消肿,可治肝郁血虚、气血瘀滞而致的胸胁疼痛,胀满不舒。

蒲公英,归肝、胃经。清热解毒,消肿散结,利尿通淋,健胃,利胆,抗癌。

白花蛇舌草,清热解毒,利水渗湿。香豆精类化合物对实体型肝癌,多糖类活性成分对皮下型艾氏腹水癌均有显著抑制作用。

女贞子,归肝、肾经。女贞子生品、酒制品、清蒸品及其所含成分齐郭果酸均能降低血清中 ALT 值。作用机理研究表明,可抑制或减轻肝细胞变性或坏死,促进肝细胞再生,加速坏死细胞的修复,抑制胶原纤维增生和特异性炎症的反应,以致肝硬化难以形成,发挥保肝作用。

制半夏,燥湿化痰,降逆止呕,消痞散结。半夏蛋白、多糖、生物碱均具有抗肿瘤作用。

白术,扶植脾胃,消食除痞,利尿,增加白蛋白,纠正白球蛋白比例,保护肝脏。

山药,补脾,养肺,固肾,益精。山药水浸液具有促进干扰素生成和增加

T细胞的作用,对细胞免疫和体液免疫有较强的促进作用。

党参,补中益气,养血生精,有促进细胞免疫作用,能提高体液免疫功能。

灵芝,提高机体免疫力,改善血液循环,解毒,促进肝细胞合成蛋白质,抗肿瘤。

丹参,归心、肝经。活血祛瘀,安心宁神。用于慢性肝炎和早期肝硬化,可减轻症状,促进肝功能的恢复,治疗肝脾肿大。

白茅根,清热利水,凉血止血。用白茅根60 g水煎分服,治疗急性肝炎,主要症状大多在10天内消失,肝脾肿大在20天内消失,谷丙转氨酶(ALT)经45天后有80％的患者降至正常,黄疸指数约20天全转正常。

枸杞子,归肝、肾经。滋补肝肾,益精明目。能增强细胞免疫和体液免疫功能,增强网状内皮系统吞噬功能,还有降血脂、促进肝细胞再生的作用。

[本发明的有益效果]

经临床试验,本散剂有清热解毒,降酶退黄,抑制乙肝病毒复制,增强机体免疫功能,修复受损肝细胞,预防肝硬化、肝癌形成等功效。

[具体实施方式]

(1) 精选药材,清洗干净。

药材包括:柴胡、黄芩、板蓝根、重楼、山豆根、夏枯草、泽兰、蒲公英、白花蛇舌草、女贞子、制半夏、白术、山药、党参、灵芝、丹参、白茅根、枸杞子。

(2) 将清洗干净的药材进行晾晒干燥处理。

(3) 对经晾晒干燥处理的药材进行粉碎处理,制作成粉末。

(4) 将制作好的药材粉末按照比例配置成9g一份,分袋包装。

质量百分比为:柴胡2.6％、黄芩6.5％、板蓝根6.5％、重楼4.3％、山豆根2.6％、夏枯草6.5％、泽兰3.8％、蒲公英8.5％、白花蛇舌草8.5％、女贞子5％、制半夏3.8％、白术7.7％、山药5％、党参6.5％、灵芝6.5％、丹参5％、白茅根4.2％、枸杞子6.5％。

服法与用量:口服,成人一日三次,每次一袋,儿童和老人用量酌减。

疗程:3个月

[临床应用效果列举]

张×,男,21岁,乙肝大三阳,2007年7月5日在泗阳县人民医院检查,HBV-DNA为1.00E＋05拷贝/mL。2008年1月2日,于泗阳人民医院检查球蛋白32.68 g/L,表面抗原1∶256(血凝法)。2008年2月17日,诊见左鱼际、颈后各有一红点,压之褪色,舌部无苔。服用乙肝散 3 个月,2008 年 5 月 11 日,于泗阳县人民医院检查肝功能正常,HBV-DNA≤1.00E＋03 拷贝/mL。

　　王×,男,46 岁,1999 年 8 月确诊为乙肝,前两年为小三阳,后一直为大三阳。2005 年 1 月确诊为肝硬化。2007 年 4 月 13 日,于泗阳县人民医院检查表面抗原 1∶256(血凝法)。2007 年 4 月中旬咳吐脓血,4 月 25 日在泗阳县疾控中心确诊为结核性肺空洞,先以治疗肺结核为主,兼清肝热。结核病症状减轻后则以清肝软肝为主,兼顾抑制结核杆菌。5 月 17 日起服参芝软肝散(自制)。2008 年 1 月 21 日表面抗原 1∶8。2008 年 11 月 5 日起服用乙肝散。2009 年 3 月 2 日在泗阳县人民医院检测 HBV-DNA≤1.00E＋03 拷贝/mL。

下篇
医案

第一章　内　科

中药治愈 1 例病危脑膜炎败血症

2006 年 10 月 29 日下午,尤某春的三姨夫骑自行车找到我,请求为其救治。

尤某春,男,28 岁,沭阳县十字乡人。2006 年 10 月中旬在外地打工时突发高烧头痛,当地医生劝其住院治疗。因费用问题,他与其妹回家,途中昏迷。家人将其送到沭阳县人民医院,当时体温 41 ℃,全身红疹,西医诊断为脑膜炎败血症。经抢救 9 天 9 夜,插鼻饲管、尿管,花去 3 万多元后高烧还是不退,皮疹不减,昏迷不醒。第 10 天血糖升高,医生发出病危通知。家人将其带回家后,本乡医生说即使救活也是废人,不予用药。

患者持续高烧,说明十二经皆热极。全身红疹属热迫血出。昏迷不醒,属热极神昏。遂宗清代梁玉瑜的《舌鉴辨正》(中医古籍出版社 1985 年 10 月第 1 版)治疗十二经皆热极的十全苦寒救补汤,清热凉血,泻火通便,兼以健脾补中,改善气机,促使苏醒。药用金银花 30 g、连翘 10 g、白花蛇舌草 30 g、生石膏 30 g、生大黄 10 g、黄柏 10 g、黄芩 10 g、黄连 10 g、赤芍 8 g、牡丹皮 8 g、生地 30 g、知母 15 g、墨旱莲 30、茜草 10 g、紫草 10 g、白茅根 15 g、党参 30 g、山药 30 g、茯苓 15 g、甘草 10 g、粳米 30~50 g,1 剂。嘱煎 2 次,再将 2 次药液合煎浓缩,用注射器分次将药液从鼻饲管中注入胃,当夜用完。

2006 年 10 月 30 日上午,其三姨父来告,患者大便已解,体温下降,双眼睁开。效不更方,再投 1 剂,煎用方法如前。

10 月 31 日,患者体温为 38 ℃,知觉恢复,能识人。原方加太子参 30 g、麦冬 10 g、青蒿 10 g,2 剂。11 月 2 日,患者皮疹消失,手已能动。去石膏、大黄、黄柏、紫草、牡丹皮,加黄芪15 g、当归 10 g、黄精 15 g、五味子 8 g、六曲 15 g,3 剂。后患者体温正常,一次能吃一碗饭。

次后,患者出现胃痛,两腿肌肉痛,对症处理。11 月 26 日,患者已能拄杖行走。再后来患者出现手指足趾痛,又经调治,渐为趾头痛。

12 月 11 日,其父告知,患者除夜间双脚在被窝里捂热后会觉足痛外,余无不适。用益气滋阴活络法以收全功,药用红参 10 g、黄芪 30 g、生山药 20 g、当归 10 g、丹参 20 g、牛膝 15 g、首乌 20 g、山茱萸 15 g、龟板 12 g(碎)、黄柏 10 g、生地 15 g、麦冬 10 g、乌梢蛇 15 g、生苡仁 30 g、茯苓 10 g、甘草 6 g,5 剂。

2007 年 2 月 9 日,其母告知,经沭阳县人民医院复查,患者无后遗症。2008 年 10 月 23 日,患者从外地打工回家时,与父同来一见。

此例患者病势凶险,西医束手,而投中药 1 剂,即见转机。正如梁师所云:"十二经皆热极者,用十全苦寒救补汤,不次急投,履险可必如夷。"由此想到,业医者若能师从百家,于患于己,裨益大焉。

(此文发表于《中国保健》2009 年 11 月第 17 卷第 11 期)

治愈 1 例慢性再生障碍性贫血

沃某利,男,27 岁,沭阳县刘集人。2007 年 1 月 15 日来诊,自诉患再生障碍性贫血两年多,多处就医无效。2007 年 1 月 13 日在沭阳县人民医院血常规检测,WBC 2.61×10^9/L,RBC 1.44×10^{12}/L,Hb 5.7 g/dL,PLT 14×10^9/L。

红参 10 g、黄芪 15 g、太子参 15 g、山药 15 g、当归 10 g、鸡血藤 15 g、丹参 15 g、葛根 10 g、菟丝子 20 g、枸杞子 15 g、熟地 15 g、首乌 15 g、藕节 15 g、杜仲 15 g、苡仁 20 g、生地 15 g、白花蛇舌草 20 g、灵芝 10 g、蒲公英 30 g、三七 6 g、茯苓 10 g、甘草 6 g、生姜 1 片、红枣 4 个,10 剂。

1 月 25 日,血常规检测,WBC 3.2×10^9/L,PLT 16×10^9/L,初见成效。

红参 6 g、黄芪 20 g、太子参 15 g、山药 20 g、当归 10 g、鸡血藤 15 g、熟地 15 g、首乌 15 g、藕节 15 g、杜仲 15 g、苡仁 20 g、无花果 15 g、川芎 10 g、生地 15 g、白花蛇舌草 20 g、灵芝 10 g、蒲公英 30 g、三七 6 g、茯苓 10 g、甘草 6 g、生姜 1 片、红枣 4 个,10 剂。

2 月 4 日,血常规检测,WBC 2.4×10^9/L,RBC 1.03×10^{12}/L,Hb 7.09 g/dL,PLT 89×10^9/L。继用二诊方 10 剂。

2 月 14 日,血常规检测 WBC 2.9×10^9/L,RBC 1.39×10^{12}/L,Hb 6.2 g/dL,PLT 15×10^9/L。

2 月 15 日:党参 30 g、黄芪 20 g、太子参 20 g、山药 20 g、当归 10 g、川芎 10 g、鸡血藤 15 g、丹参 15 g、葛根 12 g、穿山甲 10 g、菟丝子 20 g、枸杞子 15 g、熟地 20 g、生地 20 g、首乌 15 g、藕节炭 15 g、杜仲 15 g、苡仁 30 g、无花果 15 g、白花蛇舌草 20 g、灵芝 10 g、蒲公英 30 g、三七 6 g、六曲 15 g、茯苓 10 g、甘草 6 g,10 剂。

2 月 27 日:红参 10 g、黄芪 20 g、山药 20 g、鹿角胶 6 g、当归 10 g、赤芍 10 g、首乌 15 g、藕节炭 15 g、灵芝 10 g、肉苁蓉 12 g、三七 6 g、六曲 10 g、穿山甲 7 g、蒲公英 30 g、茯苓 15 g、甘草 6 g、白术 10 g、淫羊藿 15 g、生姜 1 片、红枣 6 个,15 剂。

同时用中药“抗白散”,每日 3 次,每次 9 g。

3 月 13 日,血常规检测,WBC 3.2×10^9/L,RBC 1.4×10^{12}/L,Hb 5.9 g/dL,PLT 21×10^9/L。

3 月 21 日:红参 10 g、黄芪 30 g、山药 10 g、鹿角胶 6 g、当归 10 g、白芍 10 g、生地 15 g、熟地 15 g、川芎 10 g、肉苁蓉 10 g、葛根 10 g、白术 10 g、红花 6 g、首乌 15 g、枸杞子 15 g、菟丝子 15 g、女贞子 15 g、灵芝 10 g、蒲公英 30 g、白花蛇舌草 20 g、穿山甲 7 g、藕节炭 15 g、三七 6 g、六曲 10 g、陈皮 6 g、淫羊藿 10 g、茯苓 15 g、甘草 6 g、红枣 5 个、“抗白散”18 g,15 剂。

2009 年 10 月 25 日,患者前来告知,血常规已正常一年。

2011 年 3 月 19 日,沭阳县中心医院血常规检测,WBC 7×10^9/L,RBC 4.4×10^{12}/L,Hb 14.9 g/dL,PLT 120×10^9/L。

2015 年 7 月 14 日，其邻居单成华来诊，说沃某利已育一子，身体健康。

体会：

1. 慢性再生障碍性贫血，是机体造血功能逐渐衰竭、全血细胞减少综合征。肾虚是基本矛盾，脾虚贯穿于疾病全过程。调理脾肾是治疗的关键。

2. 再生障碍性贫血患者体内血细胞少，红参、黄芪能促进细胞增殖，日久必见其功。

3. 补血，活血，止血，必须三者兼顾。止血即是补血，补血有利于活血、止血。

4. 慢性再生障碍性贫血，日久易转化为急性白血病。后两次加用"抗白散"，患者觉得是有效之举。"抗白散"属我自制方剂，由金银花、蒲公英、白花蛇舌草、重楼、黄芩、大黄、柴胡、葛根、天花粉、生地、墨旱莲、龟甲胶、天门冬、杏仁、当归、鸡血藤、仙鹤草、三七、白芨、蓖回头、首乌、穿山甲、灵芝、川芎、茯苓、甘草组成，共同粉碎拌匀。

5. 治疗期间，血象出现波动，会使患者、医者失去信心。可喜的是该患者认为血象只要有一点点改善都属进步，坚持服药 70 剂，机体造血功能逐渐恢复而痊愈。

中药治疗乙型肝炎 3 例

吾三弟，47 岁，1990 年 1 月在镇江市一院检查，HBgAg 阳性。后经镇江市传染病医院检查，诊断为乙型肝炎，嘱服灭澳灵，并用麦芽、白茅根、大枣煎服。

2 月 8 日在爱园卫生院检查，肝肋下 2 cm，体乏，食少，左肋痛。药用板蓝根 30 g、菊花 20 g、金银花 20 g、茯苓 20 g、黄芪 20 g、党参 20 g、丹参 20 g、桃仁 10 g、枳壳 10 g、佛手 10 g、山楂 15 g、六曲 15 g、蒲公英 20 g、木瓜 15 g，5 剂。

2 月 13 日，患者低热恶寒，左胁痛，心下满，两腿走路发飘，面微黄。

吾改用疏肝清热、健脾化湿、活血祛瘀法治之。药用柴胡 10 g、黄芩 10 g、板蓝根 30 g、蒲公英 20 g、夏枯草 15 g、白花蛇舌草 20 g、丹参 20 g、郁金 12 g、太子参 20 g、当归 10 g、六曲 15、木瓜 15 g、泽兰 15 g、茯苓 10 g、甘草 6 g、香附 10 g、山药 12 g、枳实 6 g、茵陈 20 g，5 剂。

5 剂后，患者低热除，心满无，饮食增，胁痛减轻，体力益，大便正常，小便不黄。药已对症，继进 8 剂，改柴胡 6 g、茵陈 15 g。

8 剂后患者症状继续好转，再进 8 剂。

3 月 6 日，患者微觉胁下有隐痛，腰有时酸，上方中加枸杞子 20 g，5 剂。

3 月 13 日，患者胁下隐痛消失，继进 6 剂。

3 月 19 日，药用柴胡 6 g、黄芩 10 g、板蓝根 20 g、蒲公英 20 g、山豆根 10 g、白花蛇舌草 20 g、丹参 15 g、郁金 12 g、太子参 20 g、当归 10 g、六曲 15 g、木瓜 15 g、泽兰 15 g、茯苓 10 g、甘草 6 g、香附 6 g、山药 12 g、枳实 6 g、茵陈 10 g，5 剂。

三弟治疗好转后，本村乙肝患者唐某、张某于 5 月、7 月求治，均月余好转。

急性黄疸型乙肝

汪某涛，男，21 岁，新袁镇人，在杭州做厨师，平日以酒为乐，很少吃饭。在饭店人员健康体检时，被诊断为乙肝表面抗原阳性，嗜酒不改，引发黄疸。回泗阳后住院用西药治疗。5 月 10 日，其 ALT 高至 900 U/L。2007 年 5 月 13 日，前来求治。肤黄、目黄、尿黄，舌尖红，根部舌苔白腻。我用清热利湿、退黄降酶护肝法治疗。药用柴胡 10 g、黄芩 10 g、板蓝根 30 g、蒲公英 30 g、夏枯草 15 g、白花蛇舌草 30 g、丹参 20 g、茵陈 30 g、郁金 12 g、太子参 20 g、当归 10 g、六曲 15 g、木瓜 15 g、泽兰 15 g、五味子 6 g、生苡仁 30 g、灵芝 10 g、香附 10 g、山药 10 g、枳实 6 g、茯苓 10 g、甘草 6 g，7 剂。

2007 年 5 月 20 日：药用柴胡 10 g、黄芩 10 g、板蓝根 30 g、蒲公英

30 g、夏枯草 15 g、白花蛇舌草 30 g、丹参 20 g、茵陈 40 g、郁金 12 g、太子参 20 g、当归 10 g、六曲 15 g、木瓜 15 g、泽兰 15 g、五味子 6 g、白茅根 60 g、茯苓 10 g、甘草 6 g、生苡仁 30 g、灵芝 10 g、香附 10 g、山药 15 g、枳实 6 g、山豆根 10 g,4 剂。

2007 年 5 月 24 日,在上方中加大黄 10 g、栀子 10 g,8 剂。

2007 年 6 月 1 日,患者肝功能基本正常,要求带药回杭州服用。予柴胡 10 g、黄芩 10 g、大黄 6 g、栀子 6 g、板蓝根 20 g、蒲公英 30 g、夏枯草 15 g、白花蛇舌草 15 g、丹参 15 g、茵陈 20 g、郁金 12 g、太子参 20 g、枸杞子 15 g、六曲 15 g、木瓜 10 g、泽兰 15 g、五味子 6 g、白茅根 60 g、茯苓 10 g、甘草 6 g、生苡仁 30 g、灵芝 10 g、香附 10 g、山药 15 g、枳实 6 g、山豆根 6 g,20 剂。

6 月中旬,患者电话告知肝功能正常,已上班做保安工作。

乙肝"大三阳"生化指标"两对半"五项转阴性

唐双阳,男,25 岁。2012 年 7 月 17 日,出示乙肝"两对半"检测报告单,为"大三阳"。

药用茵陈 20 g、胡柴 10 g、香附 10 g、黄芩 10 g、夏枯草 10 g、山豆根 6 g、板蓝根 30 g、蒲公英 30 g、白花蛇舌草 20 g、五味子 10 g、党参 10 g、白术 10 g、山药 20 g、当归 10 g、丹参 20 g、灵芝 10 g、枸杞子 10 g、泽兰 15 g、木瓜 12 g、重楼 15 g、白茅根 30 g、茯苓 10 g、甘草 6 g、枳实 6 g、半夏 6 g,15 剂。

服 15 剂后,在上方中加麦冬 10 g,又服 20 剂。

35 剂后,患者于泗阳县人民医院检查乙肝"两对半",前四项转阴。9 月 16 日,检测五项转阴。

10 月 1 日,患者告知其乙肝 HBV-DNA≤1.00E+03 拷贝/mL,达到正常值。

乙型肝炎腹水

王某,女,52 岁,里仁乡人,患慢性乙肝多年。2003 年 5 月病情加重,入住泗阳县人民医院传染科,治疗 20 天,效果不显,总胆红素为 34 μmol/L,乙肝表面抗原为 1∶128(滴度法),出现腹水,面容消瘦。

2003 年 6 月 2 日开始,药用蒲公英 50 g、白花蛇舌草 30 g、柴胡 6 g、黄芩 10 g、白术 15 g、山药 15 g、党参 15 g、泽兰 10 g、无花果 15 g、板蓝根 10 g、泽泻 15 g、苡仁 15 g、茯苓 15 g、甘草 5 g、白茅根(前 10 天每剂 400 g,后 20 天每剂 300 g),30 剂。

一月后随访,腹水消尽,面容改善,精神转佳。

白茅根清热利尿,退黄降酶,抗炎镇痛,抑制凝血酶所致血小板聚集,对肝脾肿大有很好的治疗作用,故用量最大,为方中之君药。

肝硬化腹水

童某,男,42 岁,张家圩乡人。2010 年 9 月 20 日初诊。乙型肝炎,肝硬化,腹水,黄疸指数高,血小板 60×10^9/L,胃炎。面色暗,有出血点。

药用蒲公英 30 g、白花蛇舌草 30 g、夏枯草 20 g、苡仁 30 g、大腹皮 15 g、黄芩 15 g、大黄 10 g、白术 15 g、山药 20 g、党参 20 g、柴胡 10 g、香附 10 g、茯苓 15 g、甘草 8 g、山豆根 10 g、女贞子 15 g、丹参 15 g、重楼 15 g、三七 10 g、白茅根 40 g、泽泻 10 g、茵陈 20 g、生地 10 g、六曲 15 g、麦芽 15 g,7 剂。

10 月 5 日,患者腹水症不明显,面部出血点消失。

然后,药用蒲公英 50 g、白花蛇舌草 30 g、柴胡 10 g、香附 10 g、黄芩 10 g、大黄 10 g、板蓝根 30 g、夏枯草 15 g、苡仁 30 g、大腹皮 15 g、白术 15 g、山药 20 g、党参 20 g、丹参 15 g、重楼 15 g、三七 10 g、白茅根 60 g、泽泻 10 g、茵陈 20 g、六曲 15 g、木瓜 15 g、泽兰 15 g、郁金 10 g、山豆根 10 g、女贞子 10 g、当归 10 g、茯苓 15 g、甘草 6 g,7 剂。

10 月 17 日,患者 B 超显示肝硬化、脾大、胆囊壁水肿。肝功能,ALT 60 U/L,AST 35 U/L。

药用茵陈 20 g、柴胡 10 g、黄芩 15 g、大黄 10 g、山豆根 10 g、泽兰 15 g、当归 10 g、丹参15 g、泽泻 12 g、水牛角 10 g、白茅根 60 g、天龙 6 g、山药

20 g、党参 20 g、茯苓 10 g、甘草 6 g、车前子 10 g、玄胡 10 g、白术 10 g、郁金 10 g、灵芝 10 g、女贞子 10 g、麦芽 15 g,4 剂。

10 月 23 日,上方中加鳖甲 15 g、牡蛎 15 g、鸡内金 10 g,7 剂。

10 月 31 日,药用柴胡 10 g、香附 12 g、蒲公英 30 g、白花蛇舌草 20 g、郁金 10 g、玄胡 10 g、鸡内金 10 g、六曲 10 g、麦芽 15 g、山楂 10 g、重楼 10 g、天龙 6 g、白术 15 g、党参 15 g、山药 15 g、白茅根 40 g、黄芩 10 g、大黄 6 g、丹参 15 g、茯苓 10 g、甘草 6 g、灵芝 10 g、枳实 6 g,7 剂。

次后,患者来诊 2 次,或加枸杞子、石见穿,体胖,面色红润,能打工干活。

肝病输液性腹水

周某平,女,34 岁。2013 年 3 月,因黄疸、转氨酶高,在沭阳县某院治疗,致腹水甚多。本院 B 超检查,脾大,肝脏慢性损伤,腹水约 750 mL,胆囊炎。PLT $70×10^9$/L。咳喘,体温 39 ℃。

药用蒲公英 20 g、白花蛇舌草 30 g、夏枯草 20 g、柴胡 10 g、黄芩 15 g、大黄 10 g、郁金 15 g、大腹皮 15 g、泽泻 10 g、茵陈 20 g、白茅根 50 g、香附 10 g、当归 10 g、丹参 20 g、重楼 15 g、三七 10 g、生地 10 g、麦冬 10 g、天冬 10 g、黄精 10 g、苡仁 20 g、生地 15 g、麦冬 20 g、山药 20 g、金银花 15 g、山豆根 10 g、板蓝根 30 g、石膏 10 g、鳖甲 15 g、六曲 15 g、麦芽 15 g,10 剂。

2013 年 4 月 4 日,患者复查,腹水消失,体温正常,血常规 PLT $247×10^9$/L。

刘河间调气行血治痢论刍议

痢疾以腹痛、里急后重、下痢赤白脓血为主症。刘河间指出:"调气则后重自除,行血则便脓自愈。"我按刘氏之法试治一痢疾病人,药简效确,今将治疗经过及用药体会报告如下。

患者××,女,50 岁。两三年来,常有腹痛,里急后重,便下脓血黏液,久治不愈。5月21日求治于我。阅其病历,多按虚寒痢论治,药用煨木香、肉桂、干姜、吴茱萸、黄连、罂粟壳、肉豆蔻、秦皮之类,服药期间症减,停药则发。大便检查有红细胞等,可确诊为慢性菌痢。遵刘氏大法,药用炒白术 10 g、山楂 20 g、炒大黄 6 g、制香附 10 g,2 剂。

服用 1 剂后,患者腹痛止,便下无黏液脓血。服用 2 剂后,患者腹部有时有隐痛,此乃大黄刺激肠道,非病态反应,嘱再服原方 2 剂。后听说病家不用,仍服虚寒痢方剂,又出现泻痢疼痛。

按:《证治汇补·下窍门》指出:"无积不成痢,痢乃湿热食积三者。伤于气分为白痢,伤于血分为赤痢,气血俱伤为赤白痢。"今用炒白术补气,除湿,止泻;山楂活血化瘀,消食化滞;大黄清热解毒,活血通瘀;制香附理气止痛。气血调和,病将何来?

或问:调气血与痢疾杆菌有何关系?现代医学研究证明,痢疾乃痢疾杆菌所致,但痢疾杆菌病原体首先必待附于黏膜上皮细胞表面,方能产生毒害作用,使人体得病。今用刘氏调气行血法,不让痢疾杆菌在肠内有黏附之处,大黄、焦山楂又均对痢疾杆菌、大肠杆菌、绿脓杆菌有抑制作用,只要坚持久病缓图,必能全功。而以"涩"代行,关门留寇,必遗祸于久远。

此例虽未逮全功,但刘氏之法与现代理论甚合,故敢陈述一得之见。今后若遇此病,方改炒大黄为大黄炭,以求缓图,估计病家也会乐于接受的。

(此文 1994 年发表于《江苏中医》复刊 15 周年特刊)

虚劳症与唐氏补肾健脾散

虚劳症为临床常见症证,症见面色薄,羸瘦,喘,悸,腹满不能食,腰痛,酸削不能行,手足烦热,虚烦不得眠,目眩,盗汗,肠鸣,妇人半产漏下,男子亡血失精等,常被视为"平人"。西医称其为人体第三状态(似病非病的中间状态),常常维持几年、几十年甚至终生。

对虚劳症的治疗,西药往往收效甚微,中药却有很大的优势。笔者采用唐氏补肾健脾散治疗,每每获效,不失为治疗虚劳症的专方专药。

一、唐氏补肾健脾散方剂组成及服用方法

黄芪20g、党参20g、白术20g、山药20g、当归20g、川芎15g、菟丝子20g、五味子10g、木香10g、神曲15g、茯苓15g、甘草10g。

以上各药,共同研成细粉,每日早晚各服5～7g。

二、典型案例

王某某,女,37岁,农民。1994年秋,因农活家务操劳过度,面黄肌瘦,劳则喘息。服用本药后力渐复,顺利完成五六亩地秋收秋种,体胖肤白,判若两人。

陈某某,女,25岁,农民。1995年春,第三胎又七月早产(习惯性早产)。家境贫寒,病后失养,贫血,倦怠无力,少言寡欢,不思饮食。六月初服用上药半料,每餐能吃三碗饭菜,精神有佳,同年九月怀孕(后顺产一子)。

三、组方依据

师承仲景。《金匮要略》虚劳病脉证治篇共列16条,载方7首,把病因归纳为食物、忧伤、房室伤、饥伤、劳伤、经络营卫气伤,并指出气候对该病的影响。视五脏气血虚损为主要的发病机理,而虚劳日久,又无不关系到脾肾,因为肾为先天之本,是真阴真阳之所寄,脾胃为后天之本,是气血营卫的源泉,所以把补脾补肾当作根本治法,并把建立中气以调和阴阳作为重要的治疗原则。

四、药理作用分析

精不足者补之以味,形不足者补之以气。黄芪补气升阳,党参补中益气,白术燥湿健脾,神曲醒脾消食,山药补其不足、清其虚热,茯苓益脾气、促气化,当归补女子诸不足,川芎善疗血虚头痛,五味子纳气固精,菟丝子补肾养肝,木香升降诸气,甘草缓中解毒,诸药合用,驱邪于补之中,且又

侧重甘温扶阳,则人体气化、升降出入、表里循环自成生化小宇宙,故对脏器虚衰、病情复杂的虚劳症常能收到意外之效。

从现代中药研究成果看,黄芪对正常心脏有加强其收缩的作用,对因中度疲劳而陷于衰竭的心脏,其强心作用更加明显。菟丝子也有明显的强心作用。党参能使血色素增多,红血球增加,白血球减少。当归能降低心肌兴奋性,对实验性心房纤颤有治疗作用。川芎中的挥发油具有中枢抑制作用,能使动物自发活动减少。五味子能调节胃液分泌,促进胆汁分泌,增加中枢神经的兴奋性。山药中的淀粉酶有水解淀粉为葡萄糖的作用。神曲中的活性淀粉酶可把蛋白质分解成氨基酸,有利于脂肪的转化和吸收。白术利尿,能防止肝糖原减少,纠正血浆蛋白倒置。茯苓能促进钠、氯、钾等电解质的排出,调节体液代谢。木香中的去内脂油及二氢香内脂对支气管平滑肌和小肠平滑肌均有较好的解痉作用。甘草中的甘草甜素对毒物中毒、食物中毒、体内代谢产物中毒都具有一定的解毒能力,并对胃黏膜有保护作用。由此可见,该组方对机体既有整合作用,又有辨病施治作用,故能一药之到,而病自愈。

［此文第二作者唐利梅。发表于《医林蒐雅》(中国中医药出版社 1996年 10 月第 1 版)。2003 年 5 月 17 日获得 21 世纪世界医药发展大会暨颁奖大会(曼谷)国际医药金象金奖,医学博士勋章。2011 年被收入《中国当代名医》(中国文献出版社 2011 年 4 月第 1 版第 1 次印刷)］

中成药"甲亢散"的研究与应用

甲状腺功能亢进简称甲亢,是多种原因引起的甲状腺激素分泌过多所致的一组常见内分泌疾病。临床上以弥漫性甲状腺肿伴甲状腺功能亢进和结节性甲状腺肿伴腺功能亢进占绝大多数。甲状腺肿块在颈部正前方喉结两旁,一般较大,可随吞咽动作上下移动。柱形腺肿一般位于喉结两侧,弥漫性腺肿范围较大。化验检查四碘甲状腺原氨酸(T4)和三碘甲状腺原氨酸(T3)高于正常值(T4 正常值为 51～154,T3 正常值为 1.5～2.3)。

甲亢临床表现不一,除上所述,有的中枢神经兴奋性增高,能量代谢增快,多食易饥,体重减轻,心动过速,收缩压增高,心功能不全,肝肿大,骨痛,突眼,女性月经量少或闭经,男性阳痿,严重者出现危象,个别病例发生恶变。1993 年 12 月 6 日下午,日本前首相田中角荣就死于甲状腺亢进并发肺炎。

甲亢和中医瘿症有很多相似之处,中医治疗瘿症以理气化痰、消瘿散结为基本治则,"海藻玉壶汤"即其代表方剂。辨证论治又可分为气郁痰阻型、痰结血瘀型、肝火旺盛型、心肝阴虚型。西医治疗瘿症分一般治疗、抗甲状腺药物治疗、碘治疗、次全切除术治疗。药物一般为一年半左右,缓解率只有 40%～70%。碘治疗尚不普及,禁忌证也多。次全切除术除留下疤痕,少数人还会发生后遗症。

相比之下,甲亢的诊断比较容易,治疗比较困难。笔者在研究"海藻玉壶汤"的基础上,参考现代研究成果,拟制出中成药"甲亢散",临床疗效比较满意。

典型案例

例 1 姬某,女,30 岁,农民。1992 年 6 月,因出现甲亢危象,住入王集医院(县第二医院、淮阴市第一人民医院联合办院单位)治疗。经服药、输液,病情好转出院。后多次往淮阴市第一人民医院检查治疗,腺肿依旧,突眼增大,面黑肌瘦。1992 年 7 月 6 日,市一院检查 T3 为 5.4,T4 为 280.4。8 月 27 日,检查 T3 为 5.82,T4 为 283.7。1993 年 7 月,医生劝其开刀,因医疗费用筹措不齐而向我求治。1993 年 7 月 31 日一诊,颈部喉结两侧有条柱状腺肿,无明显圆块,怕热,多食易饥,消瘦,心率快,突眼,月经量少。给药 15 天量。8 月 25 日二诊,自述服药 5 天后,脖子变细,饥饿现象减少,面部略显胖象。再给药 21 天量。9 月 19 日三诊,一日三餐如正常人,能一般劳作,继服 21 天,于同年 12 月初怀孕。停药时仅有胸骨柄上缘部有轻微肿象。

例 2 王某,女,13 岁,学生,身体多处长疙瘩,两股沟处有小鸡蛋大,喉结右侧有拇指大肿块,经县中医院王医生检查,诊断为甲亢。1993 年 8 月 25

日服用"甲亢散",连续服用 50 天,除喉结右侧肿块未消尽,其他疙瘩全部消失。

甲亢散组方:海藻 80 g、昆布 60 g、玄参 60 g、夏枯草 50 g、生地 60 g(焙)、麦冬 40 g、柴胡 30 g、香附 40 g、当归 50 g、党参 50 g、连翘 50 g、茯苓 40 g、牡蛎 30 g。共研为极细末,拌匀,每日服用 2 次,每次 17 g。

药理作用分析:

1. 甲亢患者的男女之比大致为 1:4。中医认为情志内伤是瘿症的主要病因病机。青皮、陈皮理气化痰,但疏肝解郁之效不如柴胡、香附。近代实验研究证明,青皮、陈皮均能升血压,似乎不适合血压增高病人服用。西医目前认为,甲亢与自身免疫有关,柴胡、香附可调节人的情志,减少免疫功能紊乱。生地、麦冬、玄参对 DNA 有双向调节作用,党参、茯苓能调节体液免疫功能,符合西医的病机分析。

2. 甲状腺激素最明显的作用之一是加速体内绝大多数细胞的氧化速率和热量产生,使耗氧量和产热量明显增多,对心、肝、肾作用尤强。生地补肾、益阴血、养胃阴、强心降压,玄参退无根浮游之火,连翘清肝火、降血压,柴胡清热解表,麦冬养阴生津,合用除气分血分之热,解津枯烦躁之苦。

3. 甲状腺具有可进行一定程度的自身调节的生理功能,甲亢的主要致病因素是甲状腺聚碘能力过强。海藻、昆布含碘丰富,玄参、夏枯草也含有少量碘,四药合用可短期内使甲状腺激素来源增多,使甲状腺聚碘能力下降,有利于甲状腺正常生理功能的恢复。中医传统认为海藻、昆布咸能软坚,实为"以其人之道还治其人之身"。

4. 甲亢多伴有弥漫性腺肿或结节性腺肿,消除腺肿是衡量临床疗效的重要标志。海藻、昆布消痰散结,夏枯草能抑制肉瘤 S180,当归活血,茯苓抑制毛细血管通透性,合用有相加和增强的作用。

5. 甲亢多为慢性病,病久多虚。党参健脾益气、降血压,茯苓利水渗湿、健脾安神,两者配伍当归、麦冬、生地,补养"后天之本",扶正祛邪。

6. "海藻玉壶汤"中海藻与甘草同用。现代研究证明,甘草不适合血压增高和水湿潴留病人,故不入方。

7. "甲亢散"的复方药理作用,符合中医疏肝理气、清热解毒、消肿散结治则,尽管有标本缓急,存在个体差异,仍不失为治疗"甲亢"的专方专药,若能在此基础上改进剂型,生产使用的价值更大。

［此文于 1995 年 10 月在全国第四届中医甲状腺疾病学术会议（南宁）上宣读,并被编入会议论文集］

归原散治疗高血压

高血压是最常见的心血管病,是全球范围内的重大公共卫生问题。我国 1991 年的普查显示,控制率（经治疗收缩压＜140 mmHg,舒张压＜90 mmHg）仅 2.9％。《1995 年世界高血压控制大会纪要》告诫人们:"目前的抗高血压药物治疗,仅能预防 6％和 4％脑卒中和缺血性心脏病的发生。"《1995 年世界高血压联盟渥太华宣言》号召继续研究生产更好的药物。

笔者在广泛阅读中西医关于高血压的防治论著后,分析研究了目前使用的降压西药,发现一味降压的方法是造成血压控制率低和并发症预防率低的重要原因。因此,采取中医整体治疗的办法,将降低血压与调节血压相结合,将消除病因与对症治疗相结合,研制出一种由常用中药组成的归原散。临床情况一般服用 1～2 个疗程,1 疗程 30 天,即可取得比较满意的效果。

典型案例

例 1 王某,女,58 岁。1999 年 10 月 5 日,发觉头晕、恶心,偶测血压 180/115 mmHg。西医予复方降压片,日服 3 次,每次 2 片。次日改用中西药结合治疗:复方降压片日服 3 次,每次 1 片;归原散日服 3 次,每次 1 袋。10 月 8 日,血压 150/98 mmHg,头晕、恶心症状消失。停服复方降压片,归原散服法同前。10 月 29 日,血压 125/80 mmHg,停服归原散。此后血压维持在 120～125/80～85 mmHg。

例 2 唐某,男,44 岁。2000 年 10 月,头痛数日,由于其母是高血压引发脑血栓,所以其怀疑自己患有高血压而就诊。偶测血压 160/100 mmHg,当即予服归原散 1 袋,半小时后头痛减轻。服药 20 天,血压恢复正常。

药物组成及制造方法:

归原散由人参 10 g、黄芪 40 g、白术 20 g、当归 40 g、首乌 30 g、天麻20 g、钩藤 30 g、葛根 30 g、炒杜仲 30 g、泽泻 20 g、茯苓 30 g、炒山楂 10 g、丹参40 g、黄芩 20 g、大黄 20 g、川芎 20 g 组成。拌匀粉碎,小袋包装,每袋药重 9 g。

组方依据:

高血压是遗传因素与社会因素的综合结果,是一种心身疾病。现代研究表明,高血压是以动脉血管平滑肌细胞增殖为主要病变的疾病。内皮依赖性血管舒张作用减弱在高血压发病机制中占重要地位。高血压患者常有血小板活性增高的表现。高血压不仅是一种血流动力学异常的疾病,而且是伴有血糖、血脂等多种物质代谢障碍的综合征。中医古籍中无此病名,但肝阳上亢、虚风内动与高血压颇为相似。由于高血压的病因病理复杂,所以必须用控制论多输入—多输出系统分析法组方,以对机体的复杂系统进行系统地整合治疗。

药理作用分析:

1. 归原散在降低血压的同时,帮助机体恢复自身调节血压的功能。人体自身有调节血压的功能,当这种功能失调后,要考虑到治愈和自愈是相伴而行的,因此在使用天麻、葛根、黄芪、白术、山楂、杜仲、泽泻、茯苓、黄芩、大黄、丹参等具有低血压作用药物的同时,加入有调节血压作用的人参、当归和钩藤。药理研究证明,人参能加强大脑皮质的兴奋过程和抑制过程,使兴奋和抑制两种过程得到平衡,使由紧张造成紊乱的神经过程得以恢复。当归双向调节血压。钩藤降压呈三相变化,先降压,继之快速回升,然后又持续下降。上述调节血压药物的综合作用,会使原来升高的血压在不断降调过程中逐步趋于平衡,从而恢复到"正常"或"理想"水平。

2. 活血化瘀和扩张血管是对抗高血压的有效措施。黄芪、白术、当归、丹参、大黄、葛根有抑制血小板聚集的作用,葛根能降低血浆中血管紧张素,人参、黄芪、当归、山楂、丹参能扩张冠状动脉,人参、葛根、黄芪能扩张脑血管,黄芪、白术、当归、天麻、钩藤、山楂、丹参、葛根能扩张外周血管,大黄能扩张微动脉。

3. 胆固醇是冠心病的主要危险因素,动脉粥样硬化是收缩压升高的重要原因。人参能抑制动物高胆固醇血症的发生,而且能预防动脉粥样硬化的形成。首乌有降低胆固醇及抗动脉粥样硬化的作用。茯苓能影响实验性动脉粥样硬化动物血浆中蛋白的比率。泽泻的不同制剂均能降低高胆固醇血症、高甘油三酯血症患者血清胆固醇及甘油三酯的含量,可使主动脉内各种脂质减少,特别是胆固醇明显减少,从而促使主动脉斑块减轻。当归对实验性动脉粥样硬化大鼠的主动脉病变具有一定的保护作用。山楂降醇降脂,有促进胆固醇排泄的作用。大黄可减少胆固醇吸收,促进胆固醇排泄。

4. 利尿排钠可产生降压效应。黄芪、白术、茯苓、泽泻、黄芩、大黄均有利尿作用,茯苓可促钠的排出,泽泻可使尿中排钠、尿素量增加。

5. 补充微量元素钙和镁。缺钙会引起高血压,镁和高血压也有相关性。丹参、大黄、白术、葛根、山楂、首乌、当归、黄芪、人参、黄芩、泽泻中均含有钙元素。丹参、当归、葛根、黄芩、大黄、泽泻、黄芪、山楂、白术、茯苓中含有镁元素。口服镁制剂既可治轻型高血压,也可用于重度高血压的辅助治疗,并且镁具有抗凝、降血脂、扩血管等作用,在降低血压的同时提高了对心脏的保护作用。

6. 高血压与糖尿病可互为因果。人参调节血糖,白术、葛根、茯苓、泽泻、首乌降血糖,既可预防由高血压引发的糖尿病,也可减轻糖尿病引发的高血压。

7. 控制其他危险因素。高血压容易使心、脑、肾遭受器质性损害,而心力衰竭、脑卒中、肾脏尿毒症又是导致死亡的主要因素。人参能调节心脏功能,扩张和收缩血管,抗心肌缺血和抗心律失常。在心肌衰竭时,人参、黄芪的强心作用更为显著。当归对抗心肌缺血和心律失常。丹参能使心功能不良的心脏功能改善,加强心肌收缩力而不增加心肌耗氧量,抗血栓形成和改善血液流变学,并对过度增生的纤维母细胞有抑制作用。山楂增加冠脉流量,抗心肌缺血,抗心律失常,缩小心肌梗塞范围。天麻对实验性心脏缺血有保护作用,并可提高动物耐缺氧能力,增加脑血流量。茯苓治疗心悸,不论虚症实症皆有效。葛根能缓解心绞痛,改善心电图缺血反应,能使异常的脑循环正常化。黄芪、当归抑制血小板聚集。黄芪对大鼠血清性肾炎有预防作用,可使肾脏病变减轻,并能延迟尿蛋白与高胆固醇血症的发生。黄芩利尿、抗炎,可减轻肾毒性。大黄增加血流量,保护和修复肾组织,减少血中尿素氮,减少废物在体内的潴留,改善尿毒症,抗肾功能衰竭,并对由脑血管意外引起的水肿血瘀有良好的治疗作用。

8. 消除眩晕、头痛等临床症状。高血压常以眩晕、头痛为主症,肢体麻木也不罕见。中医认为无虚不作眩,麻属气虚,木属血瘀。天麻是治疗虚风眩晕、头痛的良药。钩藤清热平肝,对改善头痛、头晕、失眠、心悸、耳鸣、肢体麻木等症状效果较好。人参、黄芪、白术补气,当归补血,杜仲、首乌补肝肾。人参能提高脑力劳动和体力劳动的能力,并含有性激素和促性腺样作用。补益药的应用,不但能改善患者生活质量,还可增加服药的顺从性。

归原散治疗高血压安全有效,可单用,也可与其他降压药物合用,开发前景喜人。

(此文发表于《中华临床医学经验文集》,中国科学技术出版社 2007 年 1 月第 1 版)

汤剂治疗高血压

归原散治疗高血压,效果是好的。临床中因为患者不具备制造条件,故多改为汤剂。

2011 年 10 月 25 日,吾头晕,腿发飘,测血压 152/80 mmHg。取天麻 10 g、钩藤 15 g、黄芪 20 g、白术 15 g、当归 15 g、川芎 10 g、丹参 15 g、葛根 10 g、黄芩 10 g、大黄 8 g、山楂 10 g、泽泻 10 g、首乌 15 g、杜仲 12 g、茯苓 10 g、甘草 10 g,2 剂。

10 月 27 日,血压 148/80 mmHg。又取黄芪 20 g、白术 20 g、红参 5 g、山药 20 g、当归 20 g、川芎 15 g、木香 10 g、葛根 10 g、菟丝子 20 g、五味子 10 g、六曲 15 g、茯苓 15 g、首乌 10 g、生地 15 g、甘草 10 g,2 剂。

尽剂后,血压 120/70 mmHg。

降压溶栓汤

张某银,女,70 岁。2014 年 9 月 22 日前来就诊,自诉患高血压 10 年,

5 年前发生脑梗塞,每年均住院保养。现右侧脖子有一处扭筋样肿块,疼痛。头上还有一处血管疼痛。早上虽吃了降压药,仍头晕。

测血压 120/76 mmHg。

诊断:血管性脑供血不足。

治则:降压溶栓,改善脑循环。

处方:天麻 10 g、钩藤 10 g、黄芪 30 g、白术 20 g、当归 20 g、丹参 20 g、川芎 15 g、赤芍 10 g、水蛭 6 g、首乌 15 g、泽泻 10 g、茯苓 15 g、甘草 6 g、党参 15 g、山药 15 g,5 剂。

医嘱:服中药,停用降压西药。

2014 年 9 月 27 日,患者脖子扭筋症状消失,头上血管有时会有异常感觉。原方继进 5 剂。

2014 年 10 月 2 日,血压 130/82 mmHg。再予 3 剂巩固疗效。

2014 年 10 月 7 日,血压 126/84 mmHg,头部血管症状消失。

脑供血不足引发头痛

唐某敏,女,17 岁。2009 年 5 月 30 日,自诉头痛,部位不定,脉弱。当属脑供血不足引起,处以唐氏补肾健脾散加丹参。

处方:黄芪 20 g、白术 20 g、党参 20 g、山药 20 g、当归 20 g、川芎 15 g、木香 10 g、菟丝子 20 g、五味子 10 g、六曲 15 g、茯苓 15 g、甘草 10 g、丹参 10 g,4 剂。

2009 年 6 月 6 日,其母告知,女儿药尽痛止。

虚劳症引发跌仆半身失去知觉

周某晗,女,16 岁,洪园村人。2013 年 8 月 23 日,其母陪同来诊。代诉:去年因头晕、无力,记忆力差,休学一年。曾去南京请中医治疗,一年未愈。前天头晕跌倒,全身无力,胸闷。我认为当属虚劳症引起,用唐氏补肾健脾散方治疗。

处方：黄芪 20 g、白术 20 g、党参 20 g、山药 20 g、当归 20 g、川芎 15 g、木香 10 g、菟丝子 20 g、五味子 10 g、六曲 15 g、茯苓 15 g、甘草 10 g，5 剂。

2013 年 9 月 4 日，二诊。已上学，心慌，心率为 115 次/min。红参片 10 g、黄芪 30 g、白术 20 g、山药 20 g、当归 20 g、川芎 15 g、木香 10 g、六曲 15 g、菟丝子 20 g、五味子 15 g、茯苓 15 g、甘草 10 g，5 剂。

9 月 15 日，患者心率 75 次/min。继续进二诊方 2 剂。

9 月 29 日，患者左半身失去知觉，9 月 30 日下午，右腿失去知觉，校长让其离校治疗。10 月 1 日，母女同来。此乃气血归并于半身。二诊方加首乌 15 g、枸杞子 15 g、熟地 15 g，7 剂。

10 月 15 日，患者两腿无力，腰酸。10 月 1 日，上方再进 5 剂。后查血常规正常，健康如常人。

食道中下段 8 个扁平状隆起伴胃窦黏膜中度充血水肿糜烂

唐某柱，男，55 岁。2010 年 12 月 16 日，于泗阳县人民医院做内窥镜检查，食道中下段见 8 个扁平状隆起，最大约 2 mm×2 mm，病理诊断为黏膜慢性炎伴鳞状上皮轻度增生，胃窦黏膜中度充血水肿糜烂。

2010 年 12 月 25 日来我处治疗。药用蒲公英 30 g、白花蛇舌草 30 g、忍冬藤 20 g、连翘 10 g、白芨 10 g、三七 6 g、海螵蛸 15 g、茯苓 10 g、甘草 10 g、重楼 10 g、黄芩 12 g、大黄 6 g、六曲 15 g、党参 15 g、山药 15 g，4 剂。

2011 年 1 月 3 日，患者自诉有呃逆感。药用蒲公英 30 g、白花蛇舌草 30 g、忍冬藤 20 g、连翘 10 g、白芨 10 g、三七 6 g、海螵蛸 10 g、石见穿 10 g、茯苓 10 g、甘草 6 g、重楼 10 g、黄芩 10 g、大黄 6 g、六曲 10 g、党参 15 g、山药 15 g、半夏 10 g、陈皮 3 g、香附 10 g，4 剂。

1 月 7 日，上方中石见穿改 15 g，加天龙 6 g、全虫 4 g、灵芝 10 g、穿山甲 4 g(研末，早晚用药水冲服 2 g)，4 剂。

1 月 18 日，汤剂改为散剂：蒲公英 40 g、白花蛇舌草 40 g、忍冬藤 40 g、连翘 20 g、石见穿 40 g、柴胡 20 g、香附 24 g、莱菔子 30 g、当归 20 g、茯苓 20 g、甘草 16 g、黄芩 20 g、半夏 20 g、陈皮 12 g、穿山甲 10 g、全虫 10 g、天龙 10 g、鳖甲 10 g、水蛭 10 g、鸡内金 10 g、三七 10 g、重楼 20 g、大黄 10 g。

散剂制作及服用方法：先将水蛭、天龙、全虫焙干，然后将上述药物混合研粉，拌匀，每次 10～15 g，每日 2～3 次。

2 月 12 日，淮安市第一人民医院检查，食道扁平状隆起消失，胃疾痊愈。

此例中患者食道、胃窦黏膜皆有慢性炎症，故用多味消炎药。胃窦黏膜糜烂，用海螵蛸止酸收敛，用三七、白芨止血活血。鳞状上皮轻度增生，是防治重点，故用重楼抑制鳞状上皮细胞增殖，后加穿山甲、水蛭、天龙、全虫，消肿散结，故收全功。

萎缩性胃炎肠上皮化生伴大肠充血糜烂

王某华，男，54 岁，王集街人。2013 年 7 月 22 日来我处初诊。

病史：2013 年 4 月，于南京市鼓楼医院做影像检查，为轻度萎缩性胃炎、肠上皮化生，大肠充血糜烂。住院期间，体重减少 8 斤多。

临床症状：右腹升结肠与横结肠交界处、左腹横结肠与降结肠交界处疼痛，面黑消瘦。

治则：清热解毒，消炎止血，健脾和胃。

处方：金银花 20 g、连翘 15 g、蒲公英 30 g、白花蛇舌草 20 g、黄芩 10 g、大黄 8 g、党参 20 g、山药 20 g、黄芪 20 g、白术 20 g、木香 10 g、茯苓 15 g、甘草 10 g、海螵蛸 15 g、三七粉 5 g、灵芝 10 g、玄胡 10 g、重楼 10 g、天龙 6 g、当归 15 g、六曲 15 g，7 剂。

7 月 29 日二诊，体重不减，乏力，大便每日 2～3 次。原方重楼加至 15 g，另加菟丝子 20 g、五味子 10 g，去大黄、黄芩，7 剂。加服泻秘停冲剂每日 3 g。

8 月 5 日三诊，一顿吃三碗饭，面色见红意。二诊方继进。影像检查胃中等容量，腹痛消失。

8月19日,体重增加5斤,面色白胖。二诊方继进,停用泻秘停冲剂。

9月20日,胃气多,加柴胡、香附各10 g。后加麦芽15 g,每日1剂。

11月13日,由于受凉或食用生冷食物,胃感不适。近又大便带血,脉弱。药用金银花15 g、蒲公英20 g、党参20 g、山药20 g、黄芪20 g、白术20 g、木香10 g、六曲15 g、麦芽20 g、炮姜6 g、地榆15 g、重楼10 g、天龙6 g、香附10 g、玄胡10 g、茯苓15 g、甘草10 g、防风10 g、黄连6 g、苡仁20 g,14剂。

11月18日,蒲公英20 g、白花蛇舌草20 g、党参20 g、山药20 g、黄芪20 g、白术20 g、木香10 g、六曲15 g、麦芽20 g、重楼10 g、天龙6 g、柴胡10 g、香附10 g、苡仁20 g、茯苓15 g、甘草10 g、黄连6 g,14剂。病愈。

胃　炎

唐某,女,18岁,爱园镇果树试验场人。2007年12月9日,自诉胃炎,饱胀腹痛。

药用白花蛇舌草30 g、蒲公英30 g、党参20 g、白术15 g、山药15 g、柴胡10 g、香附10 g、玄胡6 g、枳实10 g、海螵蛸10 g、五味子6 g、茯苓10 g、甘草6 g,2剂。愈。

白花蛇舌草、蒲公英、柴胡、甘草清热解毒,消炎止痛。蒲公英、五味子、海螵蛸抑制胃酸分泌,保护胃黏膜。党参、白术、山药、茯苓、甘草健脾消胀。柴胡、香附、枳实、玄胡理气止痛。

胃炎、胃窦炎、胃下垂

庄某英,女,56岁,爱园镇人。1997年7月28日,于王集医院钡餐检查,诊断为胃炎、胃窦炎、胃下垂。

1997年8月17日早饭后,我在果园冷库门前公交车站站点等车去泗阳,庄某英正好也在等车去县医院,旁边等车的人说起我懂中医,她遂求治疗。问及身体状况,她答曰头晕乏力、厌食、心慌。观其面容消瘦,开下方一张：党参 20 g、山药 20 g、麦冬 15 g、五味子 10 g、蒲公英 30 g、柴胡 6 g、升麻 9 g、黄芪 20 g、当归 15 g、川芎 10 g、生地 20 g、神曲 10 g、麦芽 15 g、茯苓 10 g、甘草 6 g，3 剂。

两年后她找到我家，说服药 3 剂，感觉有效，又买了 3 剂，病好了。

党参、山药、黄芪、神曲、麦芽、茯苓、甘草健脾消食；升麻、柴胡升阳举陷；麦冬、生地清胃热；五味子调节胃液分泌，抗疲劳；蒲公英清热消炎；当归、川芎活血止痛。纵观全方，标本兼顾，故而效良。

胃炎咳喘吐痰成条尺余案

薛某洪，男，74 岁，退休教师。既往有脑溢血史，近因胃炎住院，治疗多日，喘咳痰多，不见好转。2007 年 6 月 6 日，西医建议用中药调理。

患者面红消瘦，卧床稍动即喘，咳嗽连声。侧身吐向痰盂的黏痰一口接一口，形成长条，尺余不断。大便便头干燥，脉细弱。用清热化痰、降逆和胃、益气补中法施治。药用蒲公英 50 g、白花蛇舌草 30 g、黄芩 10 g、生大黄 6 g、制半夏 6 g、陈皮 3 g、桔梗 6 g、太子参 20 g、山药 30 g、海螵蛸 15 g、香附 10 g、茯苓 10 g、甘草 6 g，1 剂。患者服后无不良反应。次日加金银花 20 g、百合 10 g、白茅根 10 g。第 3 天半夏改用 10 g，加入六曲 15 g。大便通畅，痰液减少，饮食增多，精神转佳。后又加入五味子 6 g、麦冬 10 g、黄芪 15 g，益气生津。

6 月 17 日 B 超检查胆囊毛糙，改用下方：蒲公英 30 g、白花蛇舌草 30 g、黄芩 10 g、柴胡 10 g、升麻 10 g、香附 12 g、玄胡 10 g、海螵蛸 10 g、山药 20 g、太子参 20 g、麦冬 10 g、五味子 8 g、黄芪 15 g、当归 10 g、丹参 15 g、茯苓 10 g、甘草 6 g。

6 月 19 日，上方加茵陈 10 g、白茅根 10 g。

6 月 21 日，侧重调理脾肾，药用黄芪 20 g、白术 15 g、山药 20 g、党参 20 g、当归 15 g、川芎 6 g、六曲 15 g、木香 10 g、菟丝子 20 g、五味子 10 g、麦冬 15 g、百合 10 g、丹参 15 g、白花蛇舌草 20 g、蒲公英 30 g、茯苓 15 g、甘草 8 g。患者体力逐渐恢复，行走如常。

6月26日,西医检查诊断为十二指肠溃疡。出院时带下方5剂回家:蒲公英40 g、白花蛇舌草20 g、党参20 g、太子参15 g、山药20 g、海螵蛸10 g、麦芽10 g、白芨10 g、香橼10 g、生地10 g、茯苓10 g、甘草8 g。

痰为病理产物,又为致病因素。痰条尺余不断,实为罕见。理痰理虚,痰尽后诸症向愈。

胃炎、咽炎、反流性食管炎

2016年2月14日,张某自诉有咽炎、胃炎、反流性食管炎,伴有胃酸。

药用蒲公英30 g、大黄6 g、金银花20 g、黄连5 g、吴茱萸5 g、半夏10 g、陈皮6 g、海螵蛸15 g、甘草6 g,5剂。

第一次服药后,患者全身舒服,4剂后效果显著,又进3剂。

胃酸反流是引发食管炎、咽炎的主要原因。海螵蛸止酸,吴茱萸驱寒下气止酸,甘草解毒,中和胃酸。蒲公英、大黄、黄连抑制胃幽门螺旋杆菌,金银花清热消炎。半夏、陈皮理气化痰,降逆止呕。

十二指肠溃疡伴浅表性胃炎

吴某,男,24岁,沭城人。2011年6月20日,自诉十二指肠溃疡0.8 cm,浅表性胃炎,有胆汁反流病史。当日早晨疼痛放射至后背,乏力,大便干燥。

药用蒲公英30 g、白花蛇舌草20 g、忍冬藤20 g、黄芩10 g、大黄6 g、白芨10 g、海螵蛸15、生地10 g、党参15 g、玄胡6 g、黄连6 g、木香10 g、麦芽15 g、茯苓10 g、甘草10 g,5剂。

7月3日带家属来诊,告知病愈。

慢 性 肠 炎

唐某,女,25岁。2002年4月15日,自诉有慢性肠炎,有时会出现胃部不舒服,现为授乳期。

慢性肠炎,或为痢疾杆菌引起,或为肠道湿热引起,或因肠黏膜对冷热产生应激反应,用药宜三者兼顾。

处方:黄芩 10 g、黄连 5 g、苡仁 20 g、白芍 10 g、党参 15 g、防风 10 g、桂枝 3 g、海螵蛸 10 g、玄胡 10 g、香附 10 g、蒲公英 20 g、白芨 10 g、茯苓 10 g、甘草 6 g,3 剂。

4 月 19 日,患者自诉服 2 剂后泻止痛失。又予 2 剂,巩固疗效。

蒲公英、黄芩、黄连清热解毒;黄芩、黄连、防风、白芍对痢疾杆菌有抑制作用;苡仁、茯苓渗利湿热;香附、玄胡理气止痛;海螵蛸、白芨、甘草保护肠黏膜;党参补虚,桂枝温阳,调和肠腔内环境。

结 肠 炎

葛某梅,女,75 岁,众兴镇人。2011 年 11 月 5 日,其子带来就诊。

自诉患结肠炎多年,近来水泻与便秘交替出现,昨夜水泻八九次,坐马桶上不敢下来。

药用忍冬藤 20 g、蒲公英 20 g、白花蛇舌草 20 g、柴胡 6 g、香附 10 g、黄芩 10 g、大黄 6 g、防风 10 g、干姜 2 g、黄连 10 g、葛根 12 g、党参 20 g、山药 20 g、五味子 10 g、六曲 15 g、茯苓 15 g、甘草 10 g、白术 10 g、当归 10 g、麦冬 10 g、海螵蛸 12 g,5 剂。

11 月 11 日,自诉服药 1 剂即见效果,现已不腹泻了。继清余邪,扶正固本以善后。

药用忍冬藤 20 g、蒲公英 30 g、白花蛇舌草 20 g、柴胡 6 g、黄芩 10 g、大黄 3 g、黄连 6 g、防风 10 g、干姜 2 g、葛根 12 g、党参 20 g、山药 20 g、黄芪 15 g、白术 15 g、当归 10 g、川芎 10 g、菟丝子 20 g、五味子 10 g、六曲 15 g、木香 10 g、海螵蛸 10 g、麦冬 10 g、茯苓 15 g、甘草 10 g,5 剂。

11 月下旬,葛某梅介绍别人前来就医。

唐善友,男,42 岁,本庄人。结肠炎,便秘、泄泻交替出现,大便带血、黏液,腹痛。

2012 年 4 月 22 日,处下方 3 剂:忍冬藤 20 g、蒲公英 20 g、白花蛇舌草 20 g、柴胡 6 g、香附 10 g、黄芩 10 g、大黄 6 g、黄连 6 g、防风 10 g、干姜 2 g、木香 6 g、葛根 10 g、党参 15 g、山药 15 g、海螵蛸 10 g、玄胡 10 g、当归 10 g、茯苓 10 g、甘草 6 g。

服 1 剂痛止,尽剂痊愈。

胆 囊 炎

唐某红,女,22 岁,果园人。2002 年 2 月 7 日,西医检查诊断为胆囊炎。

药用茵陈 20 g、柴胡 10 g、香附 10 g、黄芩 12 g、大黄 10 g、玄胡 10 g、郁金 15 g、蒲公英 30 g、白花蛇舌草 15 g、丹参 10 g、茯苓 10 g、甘草 6 g,3 剂,愈。

后治多例,以此方为基础,皆有卓效。

我在从医前,两次被诊断为胆囊炎,在县人民医院、县中医院住院治疗而愈。2006 年 7 月 1 日,胁痛,气胀,矢气多,本院 B 超提示胆囊壁毛糙。

药用茵陈 20 g、柴胡 10 g、香附 10 g、黄芩 15 g、大黄 10 g、玄胡 10 g、蒲公英 15 g、白花蛇舌草 30 g、金钱草 20 g、麦芽 15 g、茯苓 10 g、甘草 5 g,5 剂,愈。

慢 性 咽 炎

庄某,男,36 岁,里仁乡人,慢性咽炎,日久不愈。

2002 年 2 月 6 日来诊,药用金银花 20 g、连翘 15 g、白花蛇舌草 15 g、紫花地丁 10 g、蒲公英 20 g、射干 10 g、黄芩 10 g、胖大海 10 g、生地 15 g、玄参 15 g、威灵仙 10 g、桔梗 10 g、沙参 10 g、天冬 10 g、茯苓 10 g、甘草 6 g,3 剂。

3 月 20 日,其族人告知,庄某咽炎已愈。

慢 性 鼻 炎

周某,女,32岁,患慢性鼻炎几年,常感鼻塞,鼻涕黄稀,冷天加重。

2000年10月6日,投辛荑10 g、白芷6 g、干姜5 g、细辛4 g、防风10 g、黄芩6 g,3剂。服后病情明显减轻,又服3剂痊愈。

辛荑为治鼻渊要药,白芷、干姜、细辛温而通窍,防风增强机体御寒能力,黄芩消炎、抗过敏。

感 冒 汤

感冒为临床常见病、多发病,易引起肺部感染、支气管发炎。经常用抗生素治疗,容易产生耐药菌株,以致多日不愈。我根据临床经验逐渐形成一张有效自制方。

基本方:金银花20～30 g、连翘12～15 g、蒲公英20 g、白花蛇舌草20 g、鱼腥草20 g、黄芩12～15 g、大黄8～10 g、桔梗10 g、百部15 g、沙参15 g、黄精15 g、麦冬15 g、天冬15 g、党参20 g、山药20 g、茯苓15 g、甘草10 g。

体温39 ℃以上者,加石膏15～20 g,虚热不退者加青蒿10 g、龟甲10 g。小儿也可将党参改为太子参15 g。

药理作用:

金银花对金黄色葡萄球菌、肺炎链球菌、流感病毒有抑制作用,能降低内毒素活性。

连翘解热降温,抗病毒,治疗肺气肿及慢性阻塞性肺疾病。

蒲公英清热解毒,健胃,对金黄色葡萄球菌耐药菌株有杀菌作用,尤其对多种抗生菌产生耐药性的细菌仍具有抑制作用。

白花蛇舌草清热解毒,治肺热咳喘、扁桃体炎、咽炎。

鱼腥草能使流感病毒亚洲甲型京科68－1株失活,平喘,抗过敏。

黄芩抑制流感病毒在肺内增殖,对青霉素已产生耐药的金黄色葡萄球菌仍然敏感,抗过敏。

大黄清热通肠,解热降温,与石膏配伍能使降温作用明显增强。对葡萄球菌、链球菌最敏感,对流感病毒有较强的抑制作用。

桔梗化痰止咳。

百部抑制结核杆菌,止咳。

沙参养阴清肺,解热降温,镇咳祛痰。

黄精养阴润肺,补气强心,治口干食少。

麦冬对金黄色葡萄球菌有抑制作用,对心肌有保护作用,防治口腔干燥。

天冬对肺炎双球菌、金黄色葡萄球菌有抑制作用,镇咳祛痰。

党参、山药、茯苓、甘草合用,健脾益气,增强机体免疫功能,减轻细菌毒素对机体细胞的损害。

青蒿退虚热,抗流感病毒。

龟甲滋阴潜阳,养血补心,治阴虚潮热,骨蒸盗汗。

14 个月男婴过敏性肺炎

项某南,沭阳县丁集乡人。2017 年 4 月 10 日,家人带来就诊。时龄 14 个月。

代诉:感冒咳嗽,痰不易出,在泗沭医院输液数日,未愈。去沭阳县人民医院住院,效果不明显。去淮安市第一人民医院住院,诊断为过敏性肺炎,未治愈。去上海市儿童医院,仍诊断为过敏性肺炎,仍未治愈。从生病至今,已近两月。本院 X 光片检查显示:支气管炎。

药用金银花 10 g、连翘 8 g、蒲公英 10 g、白花蛇舌草 10 g、鱼腥草 10 g、桔梗 6 g、百部 6 g、沙参 10 g、天冬 6 g、麦冬 6 g、黄精 10 g、黄芩 6 g、大黄 4 g、龟甲 6 g(打碎)、党参 10 g、山药 10 g、茯苓 8 g、甘草 4 g,5 剂。

服完药后来本院复查,X 光片显示无炎症。

患儿病近两月未愈,与病毒未尽、抗生素产生耐药菌株有一定关联。金银花抑制甲型流感病毒。鱼腥草能使流感病毒灭活,抗过敏。黄芩抑制流感病毒在肺内增殖,抗过敏,对青霉素已产生耐药的金葡菌仍然敏感。蒲公英对多种抗生素产生耐药的细菌有抑制作用。

支气管炎,发热 39 ℃

项某成,男,3 岁,项某南哥哥。2018 年 1 月 16 日,支气管炎,体温39 ℃。

药用金银花 15 g、连翘 10 g、蒲公英 20 g、鱼腥草 15 g、黄芩 10 g、大黄6 g、石膏 15 g、青蒿 10 g、龟甲 10 g(碎)、黄精 10 g、百部 10 g、桔梗 10 g、沙参 10 g、天冬 10 g、麦冬 10 g、太子参 15 g、山药 15 g、茯苓 10 g、甘草 6 g,4 剂。愈。

支原体感染性肺炎,咳出痰块米糕样

吕某奋,女,35 岁,沭阳县刘集乡人。2017 年 9 月 13 日,自诉患支原体感染性肺炎,治疗半年效果不明显。现咳嗽,有痰咳不出,伴有喘。本院拍全胸片,诊断为肺支气管炎。

药用金银花 30 g、连翘 15 g、蒲公英 20 g、白花蛇舌草 20 g、鱼腥草20 g、黄芩 15 g、大黄 6 g、桔梗 10 g、百部 15 g、沙参 15 g、黄精 15 g、天冬15 g、麦冬 15 g、重楼 10 g、党参 20 g、山药 20 g、茯苓 15 g、甘草 8 g,5 剂。

9 月 23 日,患者服药期间有一次咳血,咳出的痰如米糕样,扁桃体、牙周发炎。

药用金银花 30 g、连翘 15 g、蒲公英 20 g、白花蛇舌草 20 g、鱼腥草20 g、黄芩 15 g、大黄 6 g、百部 15 g、沙参 15 g、黄精 15 g、天冬 15 g、麦冬15 g、重楼 10 g、党参 20 g、山药 20 g、龟甲 10 g(捣碎)、天花粉 15 g、茯苓15 g、甘草 8 g,5 剂。

10 月 2 日,带子来诊(支气管炎)。经期停药,还有 3 剂未用,咳出的痰块硬。

10 月 8 日,下午咳嗽,痰稀少,已无米糕块痰。胸闷。

药用金银花 20 g、连翘 20 g、蒲公英 20 g、白花蛇舌草 20 g、天花粉 15 g、黄芩 15 g、大黄 6 g、百部 15 g、黄精 15 g、天冬 15 g、麦冬 15 g、五味子 10 g、山药 20 g、太子参 20 g、重楼 10 g、藕节 15 g、茯苓 10 g、甘草 8 g,5 剂。

痰如米糕,临床罕见。清热化痰,故见其效。重楼抑制病原体复制,止咳平喘。天花粉清热生津,败火毒,散瘀结,消肿排痰。

感冒引发咽炎伴声音嘶哑

唐某波,男,60 岁,果园小学教师。2001 年 9 月 10 日,自诉突发感冒,经输液治疗后症状减轻,但咽部发炎,声音嘶哑,无法讲课,求用中药治疗。

药用金银花 15 g、玄参 15 g、生地 15 g、山豆根 10 g、射干 10 g、黄芩 10 g、桔梗 10 g、蝉衣 10 g、大黄 8 g、沙参 10 g、茯苓 10 g、甘草 6 g,3 剂。另用胖大海泡茶喝。

9 月 13 日上午患者服药 2 剂,已能讲课。

在清热消肿药中,加用宣肺散邪、开窍亮音的蝉衣,宣肺开音的桔梗,治疗失音的胖大海,故而效果显著。

心 肌 缺 血

唐某利、刘某梅、王某兰等人,心慌无力,心电图皆显示心肌缺血。同用下方而愈。

红参片 10 g、黄芪 30 g、白术 20 g、山药 20 g、当归 20 g、川芎 15 g、木香 10 g、六曲 15 g、菟丝子 20 g、五味子 10 g、枸杞子 15 g、何首乌 15 g、熟地 15 g、茯苓 15 g、甘草 10 g,5~7 剂。

心脏跳动每分钟三四十次

唐某梅,男,73 岁,爱园镇人。2013 年 10 月,其因高血压、糖尿病、冠心病,在泗阳县人民医院保养治疗一个半月,住院后期心脏跳动每分钟仅有三四十次,出院求中药治疗。

药用红参片10 g、黄芪30 g、白术20 g、山药20 g、当归20 g、川芎15 g、木香10 g、六曲15 g、菟丝子20 g、五味子10 g、枸杞子15 g、何首乌15 g、熟地15 g、茯苓15 g、甘草10 g。

服用8剂后,患者心率达到每分钟70～80次。

严 重 失 眠

唐某梅,男,72岁,爱园镇人。2012年5月,因高血压、糖尿病、冠心病在县人民医院保养治疗43天,后期严重失眠,一夜到天亮睡不着觉,用安定能睡1小时。症属心动神摇,用下方8剂,无失眠现象。

红参片10 g、黄芪30 g、白术20 g、山药20 g、当归20 g、川芎15 g、木香10 g、六曲15 g、菟丝子20 g、五味子10 g、枸杞子15 g、何首乌15 g、熟地15 g、茯苓15 g、甘草10 g。

心脏冠状动脉轻至重度狭窄

唐某山,男,78岁,爱园镇人。其有高血压、糖尿病、心律不齐病史。于淮安市第一人民医院做彩色心脏造影,冠状动脉多发粥样硬化斑状形成伴管腔轻至重度狭窄。医生劝其上两根支架,费用36 000元。因治疗费用太高,经济紧张,患者于2015年11月14日来找我求治。中药治疗月余,心律正常,省下了支架费用。

基础方:红参片10 g、黄芪30 g、白术20 g、山药20 g、当归20 g、川芎15 g、木香10 g、六曲15 g、菟丝子20 g、五味子10 g、枸杞子15 g、何首乌15 g、熟地15 g、茯苓15 g、甘草10 g、水蛭5 g、山楂10 g、丹参15 g。

心脏二尖瓣、三尖瓣关闭不全

朱某华,女,67岁,爱园镇人。经外院检查,患者心脏二尖瓣、三尖瓣关闭不全,西医劝上支架,家属及本人怕手术风险,来求中药治疗。

2013年6月8日处方:红参片10 g、黄芪30 g、白术20 g、山药20 g、当归20 g、川芎15 g、木香10 g、六曲15 g、菟丝子20 g、五味子10 g、枸杞子20 g、何首乌15 g、熟地15 g、茯苓15 g、甘草10 g,5剂。

7月11日,患者自诉中药效果显著。又取5剂。次年春,患者身在泗洪儿女家,又邮购10剂。

先天性心脏病

张某兵,男,42岁,沭阳县丁集乡人。2018年4月8日,自诉患先天性心脏病,乏力。患者面黑消瘦,脉诊心律不齐,早搏。

药用红参片10 g、黄芪30 g、白术20 g、山药20 g、当归20 g、川芎15 g、木香10 g、丹参15 g、六曲15 g、菟丝子20 g、五味子10 g、枸杞子15 g、何首乌15 g、熟地15 g、茯苓15 g、甘草10 g,7剂。

5月17日,又取7剂。

7月27日,患者面色红润,又取7剂。

肾 结 石

朱某健,男,40岁,爱园镇人。2001年8月30日,患者晨起后腰痛难忍,爱园医院B超检查为双肾结石,结石大约为0.9 cm和0.5 cm,伴有少量积水。

药用金银花15 g、连翘15 g、蒲公英20 g、大黄10 g、黄芪20 g、白术10 g、山萸肉6 g、泽泻10 g、茯苓10 g、白茅根15 g、制半夏10 g、陈皮6 g、金钱草40 g、海金沙20 g(包)、车前子10 g、甘草5 g,5剂。

9月4日,结石有下移体征。原方去半夏、陈皮,加威灵仙、鸡内金各10 g,金钱草改用50 g,3剂。

9月8日中午,患者排出黄豆粒大带刺状结石1块。

2002年3月19日,另一肾结石患者裴某东,服上方2剂,排出半截米粒大结石 1 块。

上方用于多例肾结石病人,均有结石排出。特别在消除疼痛方面,药后即止。

肾结石的形成与肾内环境有关。结石一旦形成,又会刺激肾组织产生炎症。因而治疗宜采用消炎、溶石、利尿的方法。

胆总管结石

杨某,女,39 岁,爱园镇人。1997 年 8 月 19 日,其自述去年 10 月做 B 超检查,见胆总管结石1.7 cm。近来疼痛感觉明显,求用中成药治疗。考虑结石较大,亦非几剂汤药能治愈,随患者意,试投散剂,慢病缓图。

处方:海金沙 30 g、鸡内金 20 g、威灵仙 20 g、大黄 15 g、牛膝 15 g、柴胡 10 g、玄胡 10 g、郁金 10 g、黄芪 20 g、黄芩 15 g、蒲公英 30 g、茯苓 15 g、甘草 10 g。

混合研成细粉,分 8～10 天服完。后又连续治疗月余,症状消失。

胆囊颈部结石

赵某亚,男,49 岁,爱园镇人。2016 年 9 月 14 日,B 超结果显示:胆囊颈部两枚强回声,改变体位可移动,最大 0.97 cm。

药用茵陈 20 g、蒲公英 30 g、白花蛇舌草 20 g、金钱草 50 g、海金沙 30 g(包)、感灵仙 15 g、黄芩 15 g、大黄 10 g、柴胡 10 g、香附 10 g、玄胡 10 g、郁金 15 g、牛膝 10 g、鸡内金 20 g、黄芪 10 g、茯苓 15 g、甘草 10 g,10 剂。

9 月 25 日,B 超结果显示,呈沙石样,脾大。上方中加栀子 10 g、生地 10 g,10 剂。愈。

高 血 糖

王某兰,73 岁。2013 年 7 月,健康检查结果显示空腹血糖

8.35 mmol/L。

药用天花粉 15 g、葛根 15 g、麦冬 15 g、生地 15 g、女贞子 10 g、枸杞子 10 g、夏枯草 10 g、黄芪 15 g、白术 10 g、何首乌 10 g、知母 10 g、玄参 10 g。服用 10 剂后,空腹血糖 6.3 mmol/L。

刘某,42 岁。2014 年 12 月 8 日,空腹血糖 8.39 mmol/L。服上方 8 剂,空腹血糖 7.00 mmol/L。再服 8 剂,愈。

张某龙,男,37 岁,泗阳县城人。2018 年 10 月 14 日,自诉空腹血糖 21.3 mmol/L,注射胰岛素后,血糖降至 5.9 mmol/L,想采用中药治疗,停用胰岛素。

药用红参 10 g、黄芪 20 g、山药 20 g、白术 20 g、熟地 15 g、枸杞子 15 g、菟丝子 15 g、五味子 10 g、六曲 15 g、鸡内金 10 g、黄精 15 g、麦冬 15 g、天花粉 15 g、葛根 15 g、玉竹 20 g、知母 15 g、女贞子 10 g、黄连 6 g、白茅根 30 g、何首乌 10 g,7 剂。

医嘱:停用降血糖西药。

10 月 22 日,空腹血糖 5.5 mmol/L。

原方继进 7 剂。11 月 4 日,空腹血糖 6.4 mmol/L。

尿微量白蛋白 663 mg/L

唐某梅,男,78 岁,爱园镇果树实验场人。几年前,尿微量白蛋白 180 mg/L,服中药治愈。2018 年 11 月 23 日,尿样经南京迪安医学检验所检测,尿微量白蛋白 663 mg/L。11 月 25 日,持检验单前来求治。自诉睡眠差,情绪不佳。

尿微量白蛋白增高(随机正常参考值＜30 mg/L),说明有肾小球损伤,也常用于糖尿病肾病、高血压病的诊断。患者患高血压、糖尿病、冠心病多年,先当强心安神,控制血压、血糖,然后处理尿微量白蛋白。

药用红参 10 g、黄芪 30 g、白术 20 g、山药 20 g、当归 20 g、川芎 15 g、木香 10 g、六曲 15 g、菟丝子 20 g、五味子 10 g、枸杞子 15 g、何首乌 15 g、熟地 15 g、茯苓 15 g、甘草 10 g,3 剂。

11月27日,精神转佳,原方继进6剂。

12月3日,在保护心脏、控制血压血糖的前提下,加入降低尿微量白蛋白的药物。方用红参10 g、黄芪30 g、白术20 g、山药20 g、当归15 g、菟丝子15 g、五味子10 g、枸杞子15 g、熟地15 g、白茅根20 g、柴胡10 g、黄柏10 g、金樱子10 g、茯苓15 g、甘草10 g、泽泻10 g、车前子10 g,3剂。

12月8日,脉诊早搏,红参10 g、黄芪30 g、白术20 g、山药20 g、当归20 g、川芎10 g、丹参20 g、山楂10 g、何首乌15 g、菟丝子20 g、五味子10 g、熟地15 g、枸杞子15 g、茯苓15 g、甘草10 g、柴胡10 g、黄柏6 g、木香10 g、六曲15 g,6剂。13日加鸡内金15 g,3剂。

12月14日,尿样送南京迪安医学检验所检测,尿微量白蛋白264.60 mg/L,患者及子女惊喜。

12月18日,上方加白茅根10 g、夜交藤15 g,20剂。服用方法患者改为3天吃2剂药。

2019年1月5日,检测尿微量白蛋白为148.20 mg/L,尚余7剂。

1月27日,泗阳人民医院检测:24小时尿微量白蛋白117 mg/L(参考值28～141 mg/L),尚余3剂未吃。

体会:

第10剂加用柴胡、黄柏、白茅根,7天后尿微量白蛋白减少398.4 mg/L,说明此3味药有降尿蛋白作用。

黄芪补气利水,对大鼠肾毒血清性肾炎有预防作用,可使尿中蛋白量显著降低,肾脏病理改变减轻,并能延迟尿蛋白与高胆固醇血症的发生。

柴胡疏肝清热,有保护肾的作用,能改善肾小球基底膜电荷屏障状态,减少尿蛋白有速效。

黄柏专泻肾与膀胱之火,对致肾盂肾炎大肠杆菌有抗菌活性,对大肠杆菌黏附特性有抑制作用。

白茅根清热利尿,治疗肾炎有良效。

第二章 外 科

腰椎增生闪扭卧床案

我因长期做秘书工作,1974 年春出现腰椎轻度增生,局部注射强的松龙而痛止。1989 年春,到常熟市中医院住院检查,排除腰椎间盘突出。1990 年秋,任泗阳县房地产公司经理,带领员工劳动,不慎闪扭,腰痛如折。送回家后,卧床不能转侧,邀医家诊,不应。无奈之下,口述方剂,由家人记录,到医院买药。

方剂:黄芪 20 g、白术 20 g、党参 20 g、山药 20 g、当归 15 g、补骨脂 20 g、何首乌 20 g、菟丝子 20 g、枸杞子 20 g、杜仲 15 g、狗脊 15 g、牛膝 10 g、丹参 15 g、鸡血藤 15 g、茯苓 10 g、甘草 6 g。

服 2 剂即能下床。原方继进,能拄杖行走,体力渐渐恢复后,为治根性坐骨神经痛,加威灵仙 12 g、木瓜 10 g,血行渐畅而获愈。

腰椎增生乃骨失所养,劳作闪扭,气亦受损,故以补虚养髓为主。

颈肩肘脘综合征

2003 年 3 月上旬,我颈部不适(原有颈椎增生),右肩痛,逐渐延伸至肘痛、脘痛,右手劳作不便。诊断:颈肩肘脘综合征(自命名)。

3 月 11 日服用下方:黄芪 20 g、白术 10 g、当归 10 g、川芎 10 g、防风 10 g、白芍 10 g、葛根 15 g、桑枝 15 g、补骨脂 15 g、鸡血藤 15 g、丹参 15 g、

威灵仙 15 g、茯苓 10 g、甘草 6 g。

服 2 剂后疼痛减轻，6 剂后痊愈。

颈肩肘腕综合征，由颈椎病变压迫神经引起。威灵仙、葛根为治颈椎增生之主药，防风、补骨脂温阳通络，黄芪、白术、当归、川芎、鸡血藤、丹参益气活血，白芍、甘草柔筋止痛，佐以桑枝，上行手臂，故能药后病除。

左颞部黑痣破溃

我左颞部有一黑痣，二十年前自己用气功治疗，干裂脱落。后原处又长出，逐渐变大变黑。2016 年下半年，质地变硬，边缘陡峭并有坚硬之堤状隆起，灼痛。春节前枕巾上常见淡黄或红色分泌液。2017 年 2 月 21 日，去泗阳县人民医院就诊，外科医生建议先住院，然后手术切除，再作病理检查。因为活体组织检查有可能促进肿瘤转移和变化，故向病理科提议改用印片法查找癌细胞。取片 2 张，未见恶性肿瘤细胞，见大量红细胞。

皮肤癌易发生于老年人的颞部。黑痣破溃有黑色素瘤嫌疑，若任之久之，亦可能癌变，于是决定自己用中药治疗。

外治：将 2～3 瓣生大蒜捣成糊状敷患处，从 2 月 22 日下午起，连用10 天，每天敷 1～2 小时。

此方见于黄衍强等编著的《防癌抗癌吃什么》（河海大学出版社 2001年 6 月重印本）。美国人柯尔比·阿伦因过度暴晒而患有多处皮肤癌，在家中自己动手把大蒜捣烂，用纱布包贴在患处，1 天后流出气味难闻的黏液，以后开始结痂，10 天之内换了 4 次蒜泥，患皮肤癌的部位奇迹般痊愈了。

内治：现代医学认为，葡萄球菌和链球菌能引起化脓性炎。葡萄球菌感染脓汁常为黄色，黏稠。链球菌感染，浆液渗出较多，脓汁色淡，有时因为溶血而带有血色。处方中适当加入预防皮肤癌、黑色素瘤药物，治中防变，更为妥当。

2 月 23 日，取金银花 20 g、连翘 10 g、蒲公英 20 g、白花蛇舌草 20 g、黄芪 15 g、大黄 10 g、天花粉 15 g、土茯苓 20 g、墓回头 10 g、白芷 6 g、苡仁 30 g、天龙 6 g、甘草 6 g、红枣 3 枚、大蒜 1 头(拍碎)、灵芝 10 g,3 剂。

2月 26 日患处灼痛消失,上方中加血余炭 10 g。10 剂,出血止,结痂而愈。半年后开始自行脱落,痂净后,原处皮肤光平,仅有色素沉着。

药理作用分析:

大蒜,含有 2 种以上抗生素,其活力能抵抗 15 种以上有害细菌。大蒜中含有一种新的氨基酸,能抑制肿瘤细胞的繁殖。大蒜中的辣素直接或间接损伤癌细胞遗传物质的载体即染色体的结构,发生染色体退行性改变,从而引起癌细胞核的退行性改变,最终导致癌细胞死亡。大蒜中有遇热不被破坏的抗癌物质,故入汤剂。

金银花,对金黄色葡萄球菌、溶血性链球菌、产黑色素类杆菌有抑制作用,消炎、止血,既能抑制炎性渗出,又能抑制炎性增生。

连翘,对金黄色葡萄球菌、表皮葡萄球菌有抑制作用,对内毒素有直接摧毁作用,消炎散结。

蒲公英,对金黄色葡萄球菌耐药菌株、溶血性链球菌有很强的杀菌作用,对内毒素有直接摧毁作用,抗肿瘤。

白花蛇舌草,清热解毒,抗肿瘤。

黄芩,对葡萄球菌、链球菌、绿脓杆菌有抑制作用,对小鼠皮肤癌促进呈现明显的抑制作用,并有降低肿瘤转移过程的活性。

大黄,对金黄色葡萄球菌有抑制作用,止血化瘀,对黑色素肿瘤有抑制作用。

天花粉,消肿排脓。天花粉蛋白对小鼠黑色素肿瘤细胞的抑制作用,是通过干扰瘤细胞增殖及诱发瘤细胞凋亡来实现的。

土茯苓,对金黄色葡萄球菌、溶血性链球菌、绿脓杆菌有抑制作用,对无名毒气、红赤痛痒皮肤病有独特疗效。

墓回头,对金黄色葡萄球菌、溶血性链球菌有抑制作用,促进循环系统内血小板聚集,降低毛细血管通透性,抗肿瘤。

白芷,消肿排脓。水提取物在体内能促进干扰素的产生,具有抗肿瘤活性。

苡仁,清热排脓,消炎镇痛。抑制细胞的异常增殖,治疗疣及肿瘤。

天龙,解毒散结,拔脓生肌。治慢性瘘管,抗肿瘤。

甘草,清热解毒,消痈肿。

红枣,补脾益气,养血安神,缓和药性。

灵芝,增强机体自愈能力,抗肿瘤。

血余炭,止血消瘀,疗痈肿杂疮。

右手食指嵌甲肿痛

2018年1月7日午夜,我因右手食指疼痛而醒,起见指头嵌甲肿痛,家无消炎止痛药片,随用蒜醋浸泡液浸甲指,后能入睡。

次日咨询外科医生,得知对于嵌甲肿痛,拔掉病甲是常用之法。

醋能软齿,大蒜消痈肿。蒜醋浸液浸甲见效,何不再试! 每日4次,3天后食指不疼了。

蒜醋浸液治好嵌甲肿痛,本自无心,却见是功。药症相合,耐人玩味。
(醋蒜浸泡为自备消炎杀菌药)

牙 龈 溃 疡

2008年国庆节期间,我吃肉食辣,烟酒不节,右牙吃硬食疼痛。初未在意,疼痛加重后取下假牙观察,见右下牙龈有4个粟粒大小白色糜烂灶。此乃胃火上炎,引起细菌感染。

小病小治,用金银花5 g、黄连3 g、开水冲泡,饮液漱口,一日数次。夜间取下假牙,减少挤压,并适当减少烟酒。3剂后痊愈。

黄连性寒,味苦,清胃火。黄连50%甲醇提取物、热水提取物及小檗碱对龋齿病因变形链球菌有抗菌活性。

金银花对多种致病菌有抑制作用,特别是对能引起口腔疾病的变形链球菌、粘性放线菌和引起牙周病的产黑色素杆菌、牙龈类杆菌比较敏感,消炎,止血。

右面颊部痉痛

唐某轩,68 岁。2009 年 7 月 30 日,其诉右面颊部痉痛,测血压 132/80 mmHg。

药用柴胡 6 g、黄芩 10 g、白芷 6 g、蔓荆子 10 g、菊花 10 g、当归 10 g、川 芎 8 g、赤芍 10 g、女贞子 10 g、茯苓 10 g、甘草 6 g,3 剂。愈后未复发。

菊花、蔓荆子、女贞子治风热头痛。黄芩、柴胡治少阳头痛。当归、川 芎、赤芍治血瘀头痛。白芷治阳明头痛,兼有活血透窍之功。

甲状腺圆形肿块

佲某国,18 岁。1999 年 1 月 23 日,颈下喉结两侧各见一个指头大圆 形肿块,随吞咽动作上下移动,T3、T4 未查,用自拟方甲亢散化裁。

药用海藻 20 g、海带 15 g、玄参 15 g、夏枯草 10 g、生地 15 g、麦冬 10 g、 当归 10 g、连翘 10 g、蒲公英 20 g、皂刺 10 g、牡蛎 20 g、柴胡 6 g、香附 10 g、 党参 15 g、茯苓 10 g,5 剂。

二诊时见肿块明显变小,原方继用 3 剂。随后,肿块约黄豆粒大。又 予 3 剂,左侧肿块消失,右侧肿块约黄豆粒大。再用 2 剂而愈。

急性阑尾炎

外孙张某,14 岁。2001 年 8 月 15 日,其上午腹痛,输液 1 瓶,下午仍 痛。经仁慈医院检查,为急性阑尾炎,需要住院手术。下午 6 时许,二女 儿给我打电话,因我曾经治疗过张某阑尾炎,效果很好,急送 3 剂中药。 第 1 剂药用热水冷水各半煎药。服药前(20:25)患者体温为 38.5 ℃,服后 1 小时体温为 37.5 ℃。夜间 12:00 服二煎,下半夜拉稀多次。次日 6:00 服第 2 剂头煎。7:00 患者体温为 36.5 ℃,阑尾处不按压不痛。第 3 剂大黄减半,另加山药、太子参各 10 g。为巩固疗效,再进 1 剂,至今未复发。

原方处:白花蛇舌草 25 g、金银花 10 g、忍冬藤 20 g、蒲公英 20 g、紫花地丁 10 g、大黄 10 g、黄芩 10 g、玄胡 10 g、香附 10 g、生地 15 g、白茅根 15 g、麦芽 10 g、丹参 5 g、茯苓 10 g、甘草 6 g。

后宗此法,治唐某、王某,皆愈。

阑尾是一个淋巴器官,参与 B 淋巴细胞的产生和成熟,12～30 岁达高峰,60 岁后才完全消失。只要未化脓,均当保守治疗,不要言必切除。

锈钉戳伤腿麻案

外甥女婿小高,26 岁,爱园镇人。2008 年 3 月 26 日下午,自诉 10 天前家庭装修,右脚底板不慎被铁钉戳伤,第二天用针从伤口里挑出铁锈,忽略了注射破伤风疫苗,之后发觉右腿从脚麻到膝下,西医听说未打破伤风疫苗,建议患者找中医治疗。

此例有外伤污染史,虽未见苦笑面容,仍应考虑破伤风先兆。急投截风发散药,以防邪毒攻心。

药用防风 15 g、白芷 15 g、全虫 6 g、蜈蚣 2 条、天南星 12 g、乌梢蛇 15 g、天麻 10 g、钩藤 10 g、牛膝 10 g、茯苓 15 g、甘草 12 g,2 剂。

医嘱:服药后卧床休息,盖厚被发汗。

次日 12:00,患者述说药后发汗,腿麻基本消失。叮嘱患者继续服药,巩固疗效。

后家人前来就诊,告知小高头剂服三煎后痊愈,尚余一剂未用。

破伤风死亡率甚高。患者已有腿麻症状,何待全貌?预防为主,防治结合,远胜于刻舟求剑。

消肿透脓汤

表妹周某连,40 岁。爱园镇人。2007 年 6 月 17 日上午来门诊,自诉一年半前左颊部发生肿痛化脓,自己用针刺破,一个多月方收口。近日复发,输液 2 天,红肿疼痛不减。我手触肿块感内脓性强,遂投消肿透脓汤(自拟方)1 剂。金银花 20 g、连翘 15 g、蒲公英 30 g、紫花地丁 15 g、白花蛇舌草 20 g、大黄 10 g、皂刺 15 g、当归 10 g、黄芪 15 g、茯苓 10 g、甘草 6 g。嘱上午回家即煎服。

6 月 18 日上午再诊,患者自述前一天上午服药,下午下田栽稻,疮破头,流出很多脓水,疼痛大减,原方再予 1 剂,以收全功。未闻复发。

带 状 疱 疹

内侄王某成,15 岁。2001 年 7 月 15 日来诊,诉腰部出现两处带状疱疹,当地西医治疗 5 天,效果不明显,现仍疼痛。

内服:金银花 15 g、连翘 10 g、蒲公英 15 g、紫花地丁 10 g、黄芩 10 g、大黄 10 g、柴胡 10 g、甘草 6 g、王不留行 10 g,2 剂。

外用:菟丝子 30 g,炒,研细末,用芝麻油和膏,涂敷患处。每天 3～4 次。

2 天后疱疹所剩无几,继续外涂而愈,菟丝子粉尚未用完。

带状疱疹由疱疹病毒引起,内服宜清热解毒,消肿止痛。外用菟丝子抑制病毒复制,促进细胞修复和再生。芝麻油芳香透窍,润肌肤,延长菟丝子在肌肤上的治疗作用。

2014 年 8 月 23 日,我左肋后见片状疱疹,疼痛。取金银花 15 g、忍冬藤 10 g、连翘 10 g、蒲公英 20 g、黄芩 10 g、大黄 10 g、柴胡 10 g、板蓝根 20 g、甘草 6 g、王不留行 15 g、菟丝子 10 g,2 剂。愈。

板蓝根对单纯疱疹病毒有杀灭作用。

87 岁脉管炎右脚外踝疮口 3.5 cm×3.5 cm 痊愈案

老年脉管炎大多为闭塞动脉硬化症。血管壁全层为非化脓性血管炎,血管内有血栓形成,闭塞病变为节段性。血栓闭塞加上血管壁全层炎症,疼痛难忍。若溃疡成疮,因生肌长肉功能差,疮口很难愈合。

我岳父 87 岁,右脚外踝疮口 3.5 cm×3.5 cm,疼痛难忍,昼夜呻吟。2010 年 3 月 21 日,家人将其送来我家治疗。

首日方:忍冬藤 30 g、玄参 25 g、红花 15 g、桃仁 10 g、当归 30 g、赤芍 15 g、牛膝 15 g、鸡血藤 20 g、益母草 15 g、水蛭 6 g、水牛角丝 20 g、黄芪 30 g、甘草 10 g,1 剂后疮面白色皮样胬肉转红。继用 2 剂,24 日足部红肿疼痛,加蒲公英、地丁、连翘,水蛭用量增至 10 g。26 日疼痛消失。4 月 1 日,疮口缩小为 2.5 cm×2 cm,但疼痛又作。坚持治疗,4 月 15 日,药用黄芪 30 g、当归 20 g、丹参 10 g、川芎 10 g、益母草 30 g、甘草 10 g。

4 月下旬出现便秘,润肠而通。出现尿赤加用大蓟、生地、榆花、地榆。4 月底,疼痛消失,发胖。5 月初能拄单杖在院内走动,能洗衣服。5 月 13 日疮口缩小至 1.5 cm×1.4 cm。6 月 22 日疮口缩小至 4 mm×4 mm。

6 月 26 日,内痔出血,药用忍冬藤 30 g、玄参 15 g、黄芪 30 g、当归 20 g、牛膝 15 g、赤芍 10 g、鸡血藤 15 g、红花 3 g、地榆 15 g、茯苓 10 g、甘草 15 g,1 剂。

后停服中药,疮口用碘伏消毒(从治疗日起,每天用碘伏洗擦疮面 1 次)后,敷焙干天龙粉,10 天后结痂脱落而痊愈。

(此文发表于《中外妇儿健康》,2011 年 1 月第 19 卷第 1 期,今只将治疗方法记录在案)

血栓性静脉炎

髂静脉和股静脉血栓形成,临床上主要是下肢静脉回流阻塞引起的症状和体征,相当于中医学中的股肿病症。自 1995 年起,我先后治愈 5 例。

例 1 唐某山,男,50 岁,泗阳中学校长。

1995 年 9 月,因左下肢肿胀疼痛,行走不便,去南京检查,确诊为血栓闭塞性静脉炎。在南京住院期间中药与西药合用,治疗半月,肢肿疼痛依旧,医生婉言劝其出院。后在淮安市和本县医院治疗,症状日渐加重。1995年10月5日,我去看望,他求我治疗。查体左膝上5寸处皮热疼痛,左下肢比右下肢粗2 cm,食欲减退,入睡困难。以四妙勇安汤加味治疗,药用金银花30 g、玄参10 g、当归15 g、赤芍10 g、红花3 g、丹参20 g、黄芪30 g、牛膝10 g、茯苓10 g、生苡仁30 g、白术15 g、鸡血藤15 g、桑寄生20 g、木瓜15 g、补骨脂15 g、甘草6 g,3剂。

1剂后膝上红肿疼痛基本消失,小腿肚酸胀难受。2剂后肢肿见消,一夜好睡,进食增多,能下床行走。3剂后脚脖酸重。原方加大腹皮10 g,2剂。药后自己去理发洗澡。后见面笑曰:踏破铁鞋无觅处,得来全不费工夫。

例2 陆某,女,42岁,农民,果园人。

1996年4月上旬,因发热在当地诊所输滴氯霉素,发生软瘫,左下肢肿胀尤甚。在淮安市二院确诊为髂静脉血栓性静脉炎,中西药合用,效果不明显。5月1日从淮安市二院,到泗阳求我治疗。查体左下肢比右下肢粗3 cm多,呈紫绀色,青筋暴露,多处紫斑,不能站立,全身疼痛,发热,失眠,进食少。

药用金银花30 g、玄参30 g、赤芍15 g、牡丹皮10 g、当归15 g、丹参30 g、黄芪30 g、白术10 g、重楼12 g、牛膝15 g、木瓜15 g、鸡血藤20 g、桑寄生20 g、茯苓15 g、苡仁30 g、大黄10 g、山药10 g、甘草5 g,3剂。

当天14点服头煎,晚饭前觉患肢舒服些。晚饭后服二煎,夜间觉得背部有气动感。次日下午能在室内走动。二诊略有加减,第5天能自己上下楼(住旅社二楼),晚间左胫踝处出现桃大水肿,下肢复粗,坚守原法。5月10日左下肢临床体征消失。

例3 唐某友,男,34岁,果园人。

2002年3月9日晨,突发左腿从股沟至膝疼痛,无力,其妻用车拖来就诊。量患肢比右下肢粗1 cm,诊断为血栓性静脉炎。

药用金银花30 g、连翘15 g、黄芪40 g、白术15 g、当归15 g、丹参20 g、牛膝15 g、大黄10 g、桃仁12 g、水蛭6 g、玄参10 g、鸡血藤20 g、茯苓10 g、甘草6 g,1剂后疼痛大减,2剂后能行走,3剂后症状基本消失。再进3剂,痊愈。

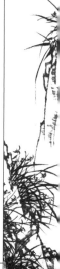

例4 2016年7月,我左腿疼痛难忍,不能走卧,怀疑静脉血栓。7月14日去泗阳县中医院检查,确诊左腓静脉血栓,外科医生建议住院治疗。因我治好此病3例,故决定回家自己治疗。用例3处方加益母草、三棱、莪术,数剂而愈。

例5 刘某富,男,79岁,泗阳县众兴镇人。

2017年7月,患者左下肢肿痛,宿迁市一院诊断为静脉血栓。服药7剂,症状消失。患者要求再服7剂,巩固疗效杜绝后患。后两次检查,无血栓。

体会:

1. 治病求因

对于股静脉和髂静脉血栓形成的机制,1856年鲁道夫·魏尔啸提出三大因素,主要是血流缓滞、静脉内膜损伤以及血液高凝状态。大多数患者的病因都是前两种。中医将其分类为气滞血瘀型和气虚血瘀型。大剂量黄芪能改变血流缓滞,配白术、山药,能增强脾主四肢的功能。金银花、玄参、连翘清热解毒,可减轻静脉内膜损伤。黄芪、白术、丹参扩张血管。黄芪、赤芍、牛膝、鸡血藤、水蛭抑制血小板聚集。当归增强红细胞输氧功能,改善血管微循环。

2. 对症用药

5例患者,症状不同,增减用药,势在必行。对于例1中的患者,我自认为由夏日复感寒湿引起,故用补骨脂、红花温通血脉。例2中患者输液氯霉素,病情严重,故加大玄参用量,又入牡丹皮、重楼、大黄,方能迅速消除发热、发绀。例3中的患者病后肢体乏力,不能行走,血栓刚刚形成,故黄芪用至40 g,并用水蛭治疗血小板增多,用大黄行瘀通络,用桃仁减轻血管阻力,1剂后疼痛大减。例4中患者腿痛不能伸屈,血瘀严重,故加益母草、三棱、莪术,破血行气,消积止痛。

3. 利水消肿

肢肿是血栓形成后的重要体征,也是评估诊疗标准的重要依据。西医认为肢肿是静脉血回流障碍所致。中医认为肢肿是瘀血阻于阴脉,痹着不通,营血逆行受阻,水津外溢所致。《血证论》指出:"瘀血化水,亦发水肿,是血病而兼水也。"黄芪、白术、大腹皮利水,木瓜、桑寄生、茯苓、苡仁渗湿利水,合用可使脉外余水排出体外或随血液循环流布他处,也可减轻脉外阻力,有利病脉复通,加入大黄利二便,消肿更快。

4. 注意小腿血栓性深静脉炎

股静脉或髂静脉血栓形成,大多是继发于小腿深静脉血栓,少数原发于股静脉或髂静脉。例 1 治疗中发现患者小腿肚酸胀难受;例 2 治疗中发现患者左胫踝处桃大水肿,下肢复粗。这均表明有小腿深静脉血栓,只要守方,前因后病皆可获愈。

左下肢浅静脉扩张并血栓

张某田,男,49 岁,爱园镇洪元村人。2013 年 8 月 15 日,于泗阳县人民医院做超声检查,结果为左膝内侧 4 cm×2.4 cm 无回声,内见点状回声,并见层状低回声呈血栓样,似与下方浅静脉相连,小腿段静脉均迂曲扩张。诊断:浅静脉扩张并血栓。

2013 年 8 月 21 日来我处就诊,测量左膝内侧栓肿 6 cm×4 cm,患处疼痛。予四妙勇安汤加味。

药用金银花 30 g、连翘 15 g、玄参 20 g、当归 20 g、赤芍 15 g、丹参 30 g、红花 6 g、桃仁 10 g、牛膝 15 g、鸡血藤 20 g、黄芪 40 g、白术 15 g、苡仁 30 g、大黄 10 g、甘草 6 g、牡丹皮 10 g、木瓜 15 g、水蛭 5 g、地龙 10 g、蜈蚣 1 条、全虫 3 g、天龙 3 g、花蕊石 15 g,5 剂。

2013 年 8 月 27 日,患者左膝内侧静脉血栓肿块缩小至 4 cm×3 cm,疼痛减轻。原方继进 3 剂。

2013 年 9 月 15 日,血栓肿块 5 cm×4 cm,胀痛。原方继进 5 剂。10 月 6 日,肿块 4 cm×3 cm,推之可移动,表皮见 2 根静脉,小腿段迂曲扩张消失。再予原方 5 剂。愈。2014 年 2 月 24 日,其父张富生来我处将处方抄去。

体会:

血栓肿块 6 cm×4 cm,少见。用治静脉血栓法加虫类药消肿,故而首治见效,血栓肿块缩小一半。停药半月,血栓肿块又明显增大,原方再用,仍效。患者若能连续服药,则愈期短矣。其父将处方抄去保存,亦属父爱之举。

胆 囊 息 肉

李某云,女,46 岁,泗阳县众兴镇人,在河南打工。两月前,其因胆囊部不适去医院检查,彩超查出胆囊息肉,大约 2 mm,医生建议其摘除胆囊。其侄是医生,劝其不要手术。过完春节后,进行了彩超复查,发现息肉变成 7 mm。听人介绍,于 2008 年 2 月 13 日前来就医。

药用茵陈 20 g、柴胡 10 g、郁金 15 g、黄芩 10 g、大黄 8 g、水蛭 6 g、天龙 6 g、穿山甲 8 g、丹参 20 g、泽兰 15 g、当归 10 g、白术 10 g、山楂 10 g、泽泻 10 g、花乳石 10 g、白茅根 30 g、六曲 10 g、茯苓 10 g、甘草 6 g,9 剂。

2 月 20 日,患者在泗阳县人民医院做彩超复查,息肉消失,余药继续用完。

张某生,男,68 岁,洪元村人。查出胆囊息肉,用上方而愈。将处方抄去收藏。后带儿子张高田来治浅静脉扩张并血栓。

庄某英,女,61 岁,里仁乡张郑村人。2012 年 7 月,胆囊息肉 0.9 cm,服上方 12 剂,息肉消失。

胆囊息肉与胆囊慢性炎症有关。消炎,止血,活血祛瘀,为治本之法。息肉消失,水蛭功不可没。《本草经百种录》载:"水蛭最喜食人之血,而性又迟缓善入,迟缓则生血不伤,善入则坚积易破,借其力以攻积久之滞,自有利而无害也。"

鼻中隔糜烂出血

1992 年夏,我任泗阳县自来水公司党支部书记。一次受邀到公司前任书记李厚禹同志家喝酒,席上李厚禹同志说他儿子(20 多岁)几年来鼻常出血,热天更甚,不敢吃辛辣食物,县医院诊断为鼻中隔糜烂,久治不愈。他要求我为其治疗。

内服:"泻秘停"冲剂,每日 2 次,每次 3 g。

外治:用纱布裹大黄、海螵蛸粉(等量比)药条塞鼻。

4 日后告愈。

体会:鼻子出血多由内火上逆引起,"泻秘停"冲剂清肺、胃、肝、胆之火,利二便,符合上病下夺治法。大黄、海螵蛸粉外用,泻火解毒,止血敛疮。内服外用,故能短期获愈。

下唇溃疡出血

刘某,男,80 岁,爱园街人。2010 年 9 月中旬,由儿陪同来诊。自诉下口唇内溃疡,常会出血,最多一次出血约小半酒盅,外用药无效。

我查看其溃疡灶约 0.5 cm×0.5 cm。

处方:天龙 2 条,焙干研粉,每日外敷 2～3 次,后患者来门诊,告愈。

天龙消肿散结,拔脓生肌,堵漏功能胜过他药。

腰椎 L2－L4 骨桥形成,坐骨神经痛

唐某柱,男,65 岁,退休干部。2010 年 12 月上旬,其突发左下肢坐骨神经痛,本院 X 光片显示,腰椎 L2－L4 骨桥形成。西医用青霉素、阿莫西林治疗,几天未效,患者卧床不能行走。

2010 年 12 月 12 日,患者两手拄杖来门诊,求中药治疗。

药用黄芪 30 g、白术 20 g、当归 15 g、牛膝 10 g、杜仲 15 g、丹参 15 g、川芎 10 g、补骨脂 20 g、桑寄生 15 g、狗脊 15 g、木瓜 12 g、鸡血藤 15 g、威灵仙 15 g、五灵脂 6 g、菟丝子 15 g、枸杞子 15 g、茯苓 10 g、甘草 6 g,2 剂。

12 月 14 日,患者已能弃杖行走。原方继进 4 剂,患者微觉左腿酸软。再进 4 剂,疼痛消失。

腰椎骨桥形成,与肝肾亏虚、骨失濡养有关,坐骨神经根受压,下肢出现血运障碍,则引发疼痛。补养肝肾,扩张血管,改善血液循环,兼理风湿

痹痛,故而效显。

股骨头疼痛

唐某军,男,20 岁,爱园镇人。因右股骨头疼痛,其找沭阳县某医院治疗,少效,出现跛行。

2003 年 2 月 15 日,其父到我家,求中药治疗。予下方 1 剂,研粉服用。

黄芪 60 g、白术 45 g、威灵仙 30 g、金银花 45 g、当归 40 g、丹参 30 g、牛膝 30 g、木瓜 20 g、全虫 20 g、蜈蚣 20 条、地龙 30 g、土元 30 g、制马钱子 18 g、甘草 30 g。

服用方法:蜈蚣、全虫、地龙、土元焙熟,其他药晒干,共研细粉,拌匀。每日早晚各 1 次,每次 6 g。

药尽后患者能外出打工。

现代医学研究证明,大量应用肾上腺皮质激素是引发股骨头无菌坏死的最大原因;股骨头无菌性坏死的根本原因是血运营养障碍。临床所见,股骨头疼痛与风湿相关联。本方用大量改善血运药物,加之蜈蚣、全虫止痉止痛,马钱子兴奋脊髓神经,金银花减少骨滑膜破坏,威灵仙、木瓜除湿止痛,所以效果显著。

甘草解马钱子毒,甘草倍马钱子,可确保用药安全。

患者打工,因常坐位作业,几年后原处又出现疼痛,仍用上方而愈。

类风湿足趾变形反翘

周某姨,女,51 岁,沭阳县刘集乡人。1996 年 5 月 12 日,其姐搀其到我家,其双足趾关节变形,有的足趾反翘,已不能操持家务。

处方:防风 10 g、防己 10 g、白术 15 g、牛膝 15 g、茯苓 15 g、苡仁 30 g、木瓜 15 g、白芍 15 g、黄芪 30 g、山药 15 g、泽泻 10 g、生地 20 g、丹参 30 g、当归 10 g、威灵仙 10 g、牡丹皮 10 g,3 剂。

因路远来诊不便,我将处方抄给患者,嘱药如有效,可在附近医院按此方买药。一年后,我见到患者行走自如。

类风湿性关节炎的主要病理改变为炎性滑膜炎。炎性细胞分泌炎性因子,破骨细胞及蛋白酶的活性被激活,最终会破坏关节软骨,出现滑膜炎症。

金银花、牡丹皮抑制溶血性链球菌。生地抗炎,对甲醛性关节炎有显著抑制作用。黄芪、白术、茯苓、苡仁、泽泻、防己利水除湿消肿。防风、防己、木瓜、威灵仙除湿止痛。当归、牛膝、丹参活血止痛。诸药合用,还可增强机体免疫功能。

后宗此方,治疗风湿性疾病有显著疗效。

双膝酸痛　指关节肿大

刘某才,男,61 岁,泗阳县李口镇人。2007 年 11 月 10 日来诊,自诉曾患腰椎间盘突出,现双膝酸痛,指关节肿大,在当地医院治疗无效。

药用防风 10 g、防己 10 g、白术 15 g、当归 10 g、羌活 10 g、木瓜 15 g、白芍 15 g、黄芪 30 g、山药 15 g、泽泻 10 g、苡仁 30 g、牛膝 10 g、生地 20 g、丹参 20 g、威灵仙 15 g、牡丹皮 10 g、五加皮 10 g、甘草 6 g、蜈蚣 1 条,7 剂。

后刘某才推荐亲友来诊。据刘某才说,服上方当时效果并不明显,但药尽后效果逐渐显现,病除不复发。

此方源出 1996 年 5 月 12 日治疗周某姨类风湿足趾变形反翘案,因刘某指关节肿大,故加羌活理上肢,加蜈蚣消肿止痛。

左膝骨刺

唐某梅,女,36 岁,现住南京市江宁区。1999 年 12 月 14 日,其母搀其到我家求治。自诉十几岁时双膝患关节炎,今年 6 月加重,近期拍片显示有骨刺,活动受限。

药用黄芪 30 g、当归 15 g、补骨脂 15 g、防风 10 g、木瓜 15 g、鸡血藤

15 g、丹参 20 g、生地 20 g、木通 6 g、猪苓 12 g、苡仁 30 g、威灵仙 10 g、牛膝 10 g、金银花 15 g、甘草 6 g，4 剂。

12 月 20 日，患者左下肢活动改善，较前有力。

药用黄芪 50 g、当归 15 g、补骨脂 20 g、白术 10 g、防风 10 g、木瓜 15 g、鸡血藤 15 g、丹参 20 g、生地 20 g、猪苓 12 g、苡仁 30 g、威灵仙 10 g、牛膝 10 g、金银花 15 g、甘草 6 g，4 剂。带回江宁。

后听其母说，回家后照二诊方又开 4 剂，服完病愈。

川乌灵仙止痛膏

1990 年春，吾妻右肩疼痛，手不能举，发不能梳，诊断为右肩关节炎。

偶读明代龚廷贤《万病回春》，见用川乌熬膏治肩周炎，试之。

川乌研粉，入醋熬成膏，退火冷却后，装瓶收藏。用时取膏适量外敷固定，用手拍几下。

经用一周，痊愈。

骨质增生也会引发疼痛。为扩大川乌膏治疗范围，用川乌粉一份，威灵仙半份，用醋熬成膏，外治肩周炎、骨关节痛、骨质增生，效果很好。此方传给沭阳县亲戚张某，病人送他锦旗多面。

醋制膏容易在夏季发生霉变，而且制作费工费时，后改为醋和干粉外敷，效果相同。用保鲜膜覆盖，保水分，可延长敷贴时间。

川乌祛寒镇痛，对皮肤有刺激，易使皮肤发红，痒，甚至出现水泡，需要注意观察。

外用每天 1 次，每次 8～10 小时。

如果出现水泡，可改为隔日 1 次，适当减少外用时间。

颈椎 L2 –胸椎 L2 骨质增生

云某，男，45 岁，宿城区中扬乡人，在上海工作。2018 年 2 月 22 日，其由亲友带来就诊。自诉在上海检查，颈椎 L2 –胸椎 L2 骨关节增生，右手膀部疼痛。

内服：黄芪 30 g、白术 20 g、山药 20 g、党参 20 g、当归 15 g、川芎 15 g、防风 10 g、白芍 20 g、葛根 20 g、桑枝 15 g、补骨脂 20 g、鸡血藤 15 g、丹参 20 g、威灵仙 15 g、鹿角片 10 g、茯苓 10 g、甘草 8 g，15 剂。

外用：川乌灵仙止痛粉。

2018 年 5 月 1 日，经云某介绍，中扬乡李燕（女，47 岁）、李秀梅（女，54 岁），由家人开车送来治疗颈椎增生压迫左上肢疼痛。

面部、口唇痤疮

张某昌，男，20 岁，洪元村人。2012 年 1 月 15 日来诊，其面部、口唇痤疮散布。

药用金银花 20 g、蒲公英 20 g、白花蛇舌草 20 g、黄芩 10 g、大黄 8 g、刺蒺藜 10 g、茯苓 10 g、甘草 6 g、板蓝根 10 g，3 剂。

服用 3 剂后，患者基本痊愈，又进 3 剂。

金银花抗菌谱广，对痤疮丙酸杆菌极其敏感。蒲公英、黄芩、大黄、白花蛇舌草、板蓝根清热解毒。刺蒺藜散结消肿，抗过敏。

后 背 粉 刺

唐某仁，男，20 岁，邻居。2017 年 8 月，其报名服兵役。体检医生说他后背粉刺太多，要抓紧治疗。

8 月 17 日，我为其开处方 3 剂：金银花 20 g、蒲公英 30 g、黄芩 10 g、黄连 6 g、生地 15 g、甘草 6 g、白术 10 g、白茅根 30 g。

服用 3 剂后，患者的粉刺消失。8 月 27 日，患者后背又出少许粉刺，原方继续进 3 剂，顺利入伍。

湿热互结为病机。金银花、蒲公英、黄芩、黄连、生地清热解毒，且对皮肤真菌有效。甘草解毒消肿，白术、白茅根除湿利尿。炎消肿散而获愈。

中成药"痔内消"的研究与应用

痔疮是常见病、多发病。传统中西医理论认为，痔是直肠末端黏膜下和肛管皮下的静脉丛扩大、曲张所形成的柔软静脉团。对于痔疮，临床上多行手术疗法，费用高，痛苦大。为了提高疗效，降低费用，减轻病人痛苦研究中成药"痔内消"以造福众多患者。

一、痔病发作的病因病机

痔疮是充血性血肿，发作多由血热或气陷血瘀引起。大便干燥，容易使内痔破损出血。排便困难，更会增加痛苦。痔核糜烂与细菌继发感染有关。外痔出血、疼痛与体外磨损有一定关系。

二、痔疾的主要临床症状

痔核肿大、出血、疼痛、糜烂是痔疾的主要临床症状。治疗应以凉血止血为主，减少充血，以治其本；抗菌消炎，以治其标；软便利下，以解疼痛。主要临床症状消失，应视为临床治愈。

三、方剂组成和制造、服用方法

方剂成分：生地炭 15 g、槐花 15 g、地榆炭 15 g、当归 10 g、大黄炭 10 g、黄芩 10 g、升麻 9 g、皂刺 10 g、甘草 6 g。

晒干研粉，配制成丸（蜜丸口感和润燥作用比水丸好），每丸干药重 9 g。成人每日服用 3 次，每次 1 丸。儿童酌减，孕妇慎服。

四、治验举例

戴某，女，自称外痔如手指头大，每日服 1 丸，同时用外洗剂 1 剂（槐花 20 g、防风 10 g、花椒 6 g、地榆炭 20 g）。3 日见效，7 日外痔缩小到原来的 1/3，半月而愈。

唐某，女，医生。内痔出血，未用外洗法，服丸 7 日而愈。

五、药理作用分析

生地、当归和血，大黄活血消炎，槐花、地榆凉血止血，黄芩清湿热，升麻举陷，甘草调和，配合使用对久痔出血、气虚下陷之人更为安全。

现代研究证明，大黄、黄芩抗菌谱广，消炎止痛。槐花中的芸香甙有降低毛细血管脆性作用，能使出血时间缩短。地榆炭中的钙离子为促进凝血剂，可减少血管壁的渗透作用，阻止血细胞、血浆渗透到血管壁之外。甘草酸铵、甘草次酸钠能有效地影响皮下肉芽囊性炎症的渗出及增殖。升麻能抑制皮肤真菌的生长，对肛门瘙痒有治疗作用。皂刺抗菌消瘀。

（此文于 1994 年 11 月在中国中西医结合学会、江苏省中西医结合学会于南京联合举办的全国首届民办社办医疗科研机构成果交流暨转让会上宣读。宣读前文稿经南京中医学院科研部部长、中国国家中医药科学技术专家委员会委员、日本国立富山医科药科大学客员研究员马永华审阅，今对他再次感谢）

中药治疗痔疮 10 例体会

笔者原不从事肛肠病临床，但通过对 10 位亲友的治疗，颇觉掌握了一定的现代理论及传统经验，故做一整理。

1993 年冬，亲戚周某患五更便血，吃一点荤菜即加重发作，日见其瘦。吾据一验方为其施治，药用大黄炭、黄芩炭、黄连炭、黄柏炭、贯仲炭各 15 g，柿饼炭 60 g，荷叶包裹糯米饭半斤（焙干），共研细末拌匀，做成蜜水丸。患者服用 20 天痊愈，至今未发。

1990 年秋，亲戚王某内痔发作，出血量多，面黄肌瘦，不愿开刀。考虑到痔疮是一种肠风便血，吾遂采用上法，取黄连炭、黄芩炭、黄柏炭、大黄炭、当归、甘草、升麻、黑芝麻、黑木耳各 10 g，焙干糯米饭 30 g，研末制成水丸，每粒含干品 7 g。患者前 10 天早晚各服 1 粒，以后每晚服 1 粒，21 天

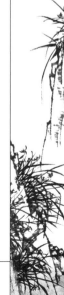

治愈。1993年秋患者便血、疼痛，服药而止。

同事李某，1992年4月22日因痔疮疼痛出血，行坐受限，用痔疮膏无效而求治于我。患者自述原为内痔，每次发作出血2～3天即止，今变为外痔，有手指头大。予内服方：生地15 g，黄芩1 g，槐花15 g，地榆炭15 g，当归10 g，甘草6 g，大黄10 g，升麻9 g，皂刺10 g。每日1剂。外洗方用槐花20 g，地榆20 g，花椒6 g，防风10 g，煎液反复使用3天。结果出乎所料，一诊而愈。次后，其长女外痔发作，痔肿有无名指头大，出血疼痛，使用同方，也3日而愈。病情及效果皆病者本人事后谈及。槐花清热凉血，善治下部出血，为痔漏出血要药。地榆凉大肠，善治便血，炒炭后凝血作用更强。生地滋阴去火，凉血，通瘀。大黄泻下通便，和血收敛，缓缓通瘀，既能抑制多种致病细菌，又能将细菌及其毒副产物迅速排出体外，减少继发感染。当归养血和血。甘草调和药性，解毒，甘草酸和甘草次酸具有促肾上腺皮质激素（ACTH）样的生物活性，有抗菌和抗溃疡作用。传统认为疮疡溃者忌用皂刺，但实验只证明皂刺有抗菌作用。升麻清热解毒，升阳举陷，对久痔脱肛有益。黄芩清热燥湿解毒。

（此文发表于《实用中医药杂志》1995年第2期，1997年7月被收入四川科技出版社出版的《中医药研究与应用精华》）

阑尾脓肿

唐某美，女，57岁，爱园镇果树实验场人。2019年2月3日夜出现腹痛，4日西医按胃炎治疗。后高烧，右下腹疼痛。2月7日，本院查，血常规WBC18.4×10⁹/L，B超检查，右下腹探查见大小约32.6 mm×24.3 mm低回声，界尚清。2月15日，本院B超复查，右下腹探及大小约34 mm×32.7 mm低回声，界清，其周围为高回声包裹。诊断：右下腹包块。2月28日去泗阳中医院彩超复查，右下腹探查见范围约50 mm×28 mm低回声，其中见直径约7 mm管状回声。初步诊断：考虑阑尾脓肿。建议消炎治疗，待3个月后手术。

参照自己治疗阑尾炎医案,加用皂刺、天花粉,消脓排脓。方用金银花 10 g、忍冬藤20 g、蒲公英 20 g、紫花地丁 10 g、大黄 10 g、黄芩 10 g、延胡索 10 g、香附 10 g、生地 15 g、白茅根 15 g、丹参 10 g、茯苓 10 g、甘草 6 g、皂刺 10 g、天花粉 20 g、麦芽 20 g,2 剂。

2 月 23 日,自诉疼痛消失,手摸肿块变软。原方再用 3 剂。

2 月 26 日,患者手摸肿块还有一点点,原方继用 3 剂。

2 月 28 日,本院 B 超复查,右下腹扫查,未见明显异常包块样回声,患者喜笑颜开。尚余 1 剂中药,继服巩固。

第三章　儿　科

70 天男婴支气管肺炎引发心衰，肝功能异常，骨髓原始粒细胞 18.50％

患儿胡某义，初诊名胡某姝，淮安市清河区人。

2007 年 11 月 25 日，其父胡爱维诉：患儿今 70 天，出生不久，患化脓性脑膜炎，治愈后又因发热、咳嗽入住淮安市妇幼保健院，诊断为重度支气管肺炎伴心衰，虽经抗生素治疗，但体温一直在 39℃左右，发热时双手颤动，目球上视。查阅检测报告单：10 月 26 日，血清酶 ALT 88 U/L、AST 148 U/L、GGT 229 U/L、LDH 413 U/L；11 月 15 日全胸片示肺炎吸收期；11 月 15 日彩超、心电图显示先天性室间隔缺损（膜周部），卵圆孔可见；11 月 20 日血常规 WBC $6.78×10^9$/L、RBC $2.72×10^{12}$/L、HGB 88 g/L、PLT $320×10^9$/L；11 月 21 日，淮安市第一人民医院骨髓、血液、细胞检查（髓片号：A071470）示，原始粒细胞 18.50％，医生怀疑为白血病前期。经朋友张薇夫妇介绍，患儿父亲前来求治。

该患儿病情复杂，我细思之发热在前，后发诸病当由发热引起，肺炎可累及心脏，心脏病可引起肝功能异常。患儿体温持续 39℃左右，可刺激粒细胞分裂增殖，产生原始粒细胞和早幼粒细胞。发热会引起惊厥。治疗原则当以退热为先，兼顾改善心脏功能，降低血清酶，抑制原始粒细胞增殖，待热退身凉，诸症自可缓解。

药用金银花 9 g、连翘 3 g、黄芩 6 g、大黄 3 g、生石膏 3 g、生地 6 g、太子参 6 g、山药 6 g、黄芪 6 g、重楼 6 g、葛根 3 g、蝉衣 3 g、墨旱莲 6 g、女贞子

6 g、灵芝 6 g、水牛角丝 3 g、玄参 3 g、苡仁 6 g、无花果 3 g、天冬 3 g、麦冬 3 g、黄精 6 g、龟甲 6 g、鳖甲 6 g、鱼腥草 3 g、茯苓 6 g、甘草 3 g、大青叶 3 g、茜草 3 g、仙鹤草 3 g、丹参 3 g,1 剂。煎 2 次,然后将 2 次药液合煎浓缩,分 2 天服用。

11 月 26 日上午,患儿体温 37.6℃,27 日下午体温 36.9℃。

11 月 30 日,患儿临诊,体温 36.9℃,舌上及口腔多处溃疡,呈慢惊风貌。

药用金银花 8 g、连翘 3 g、黄芩 6 g、黄连 3 g、大黄 4 g、半夏 6 g、太子参 6 g、山药 8 g、党参 6 g、大青叶 3 g、生石膏 3 g、蝉衣 3 g、重楼 6 g、葛根 4 g、墨旱莲 6 g、灵芝 6 g、水牛角丝 3 g、苡仁 10 g、无花果 3 g、天冬 5 g、麦冬 4 g、黄精 6 g、鱼腥草 5 g、生地 6 g、龟甲 6 g、鳖甲 6 g、茜草 4 g、丹参 4 g、仙鹤草 6 g、茯苓 6 g、甘草 3 g、勾藤 5 g、五味子 2 g、白茅根 10 g、粳米 30 g,3 剂。煎服方法同前。

12 月 2 日,患儿体温 37.5℃,嘱每剂再加生石膏 3 g、大青叶 3 g。12 月 7 日,患儿体温正常。

12 月 11 日,血常规检测 WBC 10.49×10^9/L,RBC 3.11×10^{12}/L,HGB 92 g/L,PLT 314×10^9/L。

12 月 12 日来诊,患儿体温正常,舌及口腔溃疡消失。

药用金银花 8 g、连翘 3 g、黄芩 6 g、半夏 6 g、太子参 6 g、党参 6 g、山药 8 g、黄芪 6 g、蝉衣 3 g、重楼 6 g、葛根 4 g、墨旱莲 6 g、灵芝 6 g、水牛角丝 3 g、苡仁 10 g、无花果 5 g、天冬 5 g、麦冬 5 g、黄精 6 g、半枝莲 3 g、鱼腥草 5 g、生地 6 g、龟甲 8 g、鳖甲 8 g、丹参 4 g、仙鹤草 6 g、黄连 3 g、五味子 2 g、钩藤 5 g、白花蛇舌草 6 g、茵陈 6 g、白茅根 10 g、白芍 6 g、阿胶 6 g、酸枣仁 6 g、大青叶 3 g、牡蛎 10 g、茯苓 6 g、甘草 3 g,5 剂。每剂仍分 2 天服用。

2008 年 1 月 10 日,其父前来告知前天做脑电图检查,诊断为癫痫。继清邪热,酌加息风化痰安神药,以善其后。

药用金银花 10 g、连翘 4 g、鱼腥草 6 g、大青叶 6 g、生石膏 6 g、青蒿 3 g、生地 6 g、黄芩 4 g、太子参 10 g、山药 10 g、白茅根 15 g、五味子 3 g、山豆根 3 g、蒲公英 10 g、白花蛇舌草 6 g、丹参 6 g、九节菖蒲 4 g、白术 6 g、枳实4g、重楼6g、胆南星6g、半夏5g、陈皮3g、生地6g、白芍4g、葛根6g、当归3g、川芎3g、远志4g、水牛角丝3g、蝉衣2g、天麻5g、钩藤4g、龙骨6g、龟甲6g、鳖甲8g、苡仁10g、茯苓10g、甘草3g、灵芝5g、麦冬5g,5剂。煎服方法同前。

2008年3月2日,胡爱维带王家荣前来诊治右股骨头坏死,告知胡某义已康复。

古人云重病用大方。此儿每剂用药30～40味,标本同治,脏腑共调,故能四诊而愈。整体治疗观念,诚中医之精髓也。

32天男婴疳症治验

滕某,男,出生32天,庄圩乡人。2013年5月19日,其父诉:几天前因其饱胀,去庄圩乡赵庄卫生服务所治疗,赵医生予5种药物,吃后腹胀不减,满肚、脸上起红点。我诊见肚大,硬,青筋暴露,皮疹。

诊断:疳症,过敏性皮疹。

药用金银花6g、连翘4g、蒲公英10g、白花蛇舌草10g、黄芩4g、青皮3g、麦芽6g、山楂4g、六曲5g、莱菔子3g、白术6g、党参6g、山药6g、鸡内金5g、柴胡3g、大腹皮2g、茯苓3g、甘草2g,2剂。

5月22日复诊,患儿红疹消退,腹部青筋消失。原方继进2剂。

体会:疳症皆因乳食过饱,转化迟滞,脾胃渐伤,产生积热,热盛成疳。皮疹与药物过敏有关。本方健脾消食,破气化滞治疳症;清热解毒抗过敏,治皮疹。一方二用,故获全效。

4岁男童腮腺炎

外孙张某,4岁,患左侧腮腺炎。

1992年12月3日,用威灵仙20g、蒲公英20g、醋80mL、水20mL,同煎。煎液一半作外涂患处用,一半加水30mL再煎,一次服完。

内服后外涂几次,愈。

蒲公英清热解毒,消肿散结。威灵仙通络散结止痛。醋清热消肿。对症用药,故而效显。

4 岁男童右睾丸积液

郑某杰,4 岁,本院西医诊断右睾丸积液,建议手术放液。

2012 年 8 月 4 日,其母董春红来求保守治疗。

药用蝉衣 6 g。3 剂。每剂煎 2 次,一半内服,一半外用热敷。

2013 年 7 月 24 日,董春红来治乳腺增生,告知其子 3 天治愈。

此法源自刘圣、陈礼明的《清热中药现代药理与临床》,安徽省科学技术出版社,1999 年 4 月第 1 版,24:治疗鞘膜积液。

4 岁男童习惯性尿频

4 岁男童唐某,尿频奇怪,活动则有,睡觉则无。淮安市一医诊断为习惯性尿频,前后治疗花费三四百元。1996 年 6 月复发,给予泻秘停冲剂 4 天量,每天 2 次,每次 2 g。后母子登门道谢,告知服用 2 天后尿频减少,4 天后恢复常态。

体会:该病与膀胱湿热有关,泻秘停冲剂消热化湿,消瘀通淋,调节二便水液,其中大黄发挥了重要作用。

(此文发表于 1996 年《江苏中医》方药新用与非药物疗法研究:76)

6 岁男童便血 1 年

王某,男,6 岁,泗阳县房地产公司职员王某侄儿。患儿便血 1 年,大多为便后鲜血,西医怀疑肠息肉破裂出血。1991 年 2 月 6 日,吾用中药为其治疗。

大黄 10 g、黄芩 10 g、黄柏 5 g、黄连 5 g、升麻 3 g,各种药单独炒黑。炒槐花 20 g,炒黑芝麻 30 g,糯米饼干 10 g,共研细末,加蜂蜜调和,制成蜜丸 40 粒。

服法:前 10 天,每天早、晚各 1 粒。以后每晚 1 粒。

药尽痊愈,未闻复发。

体会:便后鲜血,成人多为痔血,小儿似属湿热移肠灼伤脉络而出血。上方中黄芩清上焦湿热,黄连清中焦湿热,黄柏清下焦湿热,大黄、槐花清肠道湿热,黑芝麻润肠止血,蜂蜜解毒润燥,糯米补中,升麻升阳举陷,多味药物炒黑使用,可减少寒凉之性,炭素又能吸附毒素和止血。

7 个月婴儿皮肤病

外孙刘某,2008 年夏,体胖汗多,全身常起红疙瘩,县医院医生叫佩戴含有硫黄、雄黄的药物香囊。女儿电话告诉我后,我考虑到婴儿才 7 个多月,每天吸入有毒药物的气味会产生不良后果,遂叫女儿买金银花 20~30 g、菊花 15~20 g,煎成药液,兑入洗澡水中,替婴儿洗浴(1 次药液可洗数次)。并用菊花做成中药枕,让婴儿使用。

此法甚妙,连续使用后,患儿红色疙瘩消失,无色素沉着,未再起新疙瘩。

金银花清热解毒,抗菌谱广,凉散风热。水提取液对脆弱类杆菌、痤疮丙酸杆菌极为敏感,6.25％生药/mL 以下,抑制率为 100％。菊花散风清热,对金黄色葡萄球菌、表皮葡萄球菌有较强的抑制作用,对铁锈色毛菌、红色毛菌等真菌也有一定的抑制作用。

2 岁女童牙龈口腔溃疡

内侄女王某二女儿,2 岁多,牙龈口腔多处溃疡。

我借鉴史常荣治疗口腔溃疡法为其治疗,即紫草 10 g 加入 30 g 芝麻油(史法为 100 g 芝麻油),文火煎熬,将药液涂于溃疡创面,1 日 3 次。患儿几天愈。

我也曾患口腔溃疡,用紫草 10 g 加入 30 g 芝麻油煎熬,药液口腔含漱,2 天而愈。

药液含漱后,可咽可吐。

第四章 妇 科

妊娠期嗜血细胞综合征 1 例报告

一、临床资料

患者周某平,32 岁,沭阳县十字乡周圩村人,丈夫徐云。

阅江苏省人民医院 2011 年 2 月 25 日出院记录(住院号 0644058):患者咳嗽多日,常州市医院予抗感染治疗,无明显缓解。1 月 24 日至武进中医院就诊,发现巩膜黄染,小便黄。查肝功能:TBIL 119.4 μmol/L,ALT 244 U/L,AST 490 U/L。1 月 25 日入住沭阳县中医院,体温高达 38.4℃,保肝治疗效果欠佳。1 月 31 日到江苏省人民医院就诊,复查肝功能:TBIL 164.4 μmol/L,ALT 52 U/L,AST 131 U/L,转入感染科。

患者全身皮肤黏膜稍黄染,巩膜黄染。听诊两肺呼吸音粗,可及湿啰音。腹部隆起,子宫增大约妊娠 6 个月大小。巨细胞病毒阴性,抗核抗体、自身免疫性肝病六项阴性。予以思美泰、易善复、还原型谷胱肽进行保肝治疗,以头孢舒巴坦钠进行抗感染治疗。患者仍有咳嗽,出现发热,查胸部 CT 未有明显异常。复查血常规:WBC 1.8×10^9/L,RBC 2.8×10^{12}/L,Hb 80 g/L,PLT 71×10^9/L。查骨髓提示可及少量组织细胞及吞噬细胞。考虑嗜血细胞综合征,妊娠期肝内胆汁瘀积症,呼吸道感染,予地塞米松 10 mg 抑制嗜血现象,加用优思弗进行退黄治疗,用美罗培南抗感染。2 月 25 日晨,患者体温 37.6℃,查血常规:WBC 6.4×10^9/L,中性粒细胞 85%，RBC 2.26×10^{12}/L，Hb 71 g/L，PLT 136×10^9/L，拟行终止妊娠，需要再缴 5 万元(已花四五万元)。因经济原因，患者要求出院。出院医嘱：回当地继续治疗(继续保肝退黄治疗，控制嗜血，择期终止妊娠)。

嗜血细胞综合征(HPS)是一种多器官、多系统受累，并进行性加重伴免疫功能紊乱的巨噬细胞增生性疾病，为临床少见病，进展快，病死率高。

HPS 分原发性和继发性两型。患者 32 岁，排除原发性 HPS，可能是由于感冒后自身抵抗力弱、免疫功能紊乱，致使流感嗜血杆菌、单核—巨噬细胞增生，而且对自身血细胞发生攻击并消除。胎儿压迫胆管，引起胆汁引流不畅，胆盐在肝脏郁结，在血中积累，形成黄疸，使转氨酶升高。患者巨细胞病毒阴性，不会造成死胎和胎儿先天性发育不良，待胎儿出生后，黄疸、转氨酶即可恢复正常。胎儿生命力强，可为母体担病，保胎治母当为上策。

患者发热咳嗽贯穿于疾病全过程，呼吸道感染症状明显。用清热解毒药，可改善症状，减少嗜血；用保肝退黄药，可减轻肝脏受累；用益气生血补肾固胎药，可增强患者体质，让胎儿健康发育。

二、方法讨论

2011 年 2 月 26 日傍晚，予黄芩 15 g、柴胡 10 g、蒲公英 30 g、白花蛇舌草 20 g、夏枯草 10 g、党参 30 g、白术 20 g、山药 30 g、菟丝子 20 g、五味子 10 g、桑寄生 20 g、杜仲 25 g、白茅根 100 g、生地 15 g、熟地 15 g、阿胶 15 g、六曲 15 g、灵芝 15 g、人参 10 g、枸杞子 20 g、茯苓 15 g、甘草 10 g、红枣 2 枚，2 剂。

3 月 1 日，患者公公前来，诉患者小便变清，能吃能喝。上方中加茵陈 15 g、板蓝根 15 g、墨旱莲 10 g，5 剂。3 月 7 日，患者来诊，体温正常，妊娠 7.5 个月。予 3 月 1 日方 7 剂。

后续治疗，基本方随证而出。4 月 16 日，患者在沭阳县仁慈医院顺利剖宫产一男婴。4 月 22 日该院查肝功能：TBIL 10.4 μmol/L，DBIL 4.0 μmol/L，总蛋白 67.28 g/L，白蛋白 30.5 g/L，球蛋白 36.7 g/L，ALT 26 U/L，AST 45 U/L。查血常规：WBC 5.8×10^9/L，RBC 3.03×10^{12}/L，Hb 84 g/L，PLT 191×10^9/L。4 月 24 日，患者体温 38℃，手抖动。

予清热养阴、养脾和胃、活血通络药 4 剂：柴胡 10 g、黄芩 20 g、蒲公英 30 g、白花蛇舌草 20 g、忍冬藤 30 g、连翘 15 g、天冬 15 g、黄精 15 g、灵芝 15 g、重楼 15 g、龟甲胶 8 g、枸杞子 20 g、黄芪 20 g、白术 30 g、党参 20 g、山药 20 g、当归 15 g、川芎 10 g、青蒿 10 g、茯苓 10 g、甘草 6 g、鸡血藤 15 g、葛根 15 g、穿山甲 4 g、半夏 10 g、陈皮 6 g。5 月 23 日，沭阳县仁慈医院检测：TBIL 12.9 μmol/L，DBIL 3.7 μmol/L，总蛋白 84.3 g/L，白蛋白 47.38 g/L，球蛋白 37 g/L，ALT 22 U/L，AST 46 U/L，WBC 4.36×10^9/L，单核细胞 7.2%、中性粒细胞 74.5%，RBC 4.54×10^{12}/L，Hb 117 g/L，RLT 147×10^9/L。患者间断发热咳嗽，故 4 月 24 日方加鱼腥草 20 g、桔梗 6 g、百部 10 g，3 剂。

5 月 29 日，其夫与公公同来，诉患者无发热咳嗽，咽部偶有不适，男婴经沭阳县仁慈医院检查，发育正常。

为巩固疗效，再予防治呼吸道感染方 5 剂：忍冬藤 30 g、连翘 15 g、蒲公英 30 g、白花蛇舌草 20 g、鱼腥草 20 g、黄芩 20 g、大黄 6 g、桔梗 10 g、百部 15 g、黄精 15 g、天冬 15 g、麦冬 10 g、沙参 15 g、山药 20 g、党参 15 g、山豆根 10 g、青蒿 10 g、威灵仙 10 g、龟甲胶 8 g、茯苓 10 g、甘草 6 g。

此例患者的发病过程及治疗结果，说明感染性 HPS，通常是指某种疾病的中间状态，在某一阶段该病有 HPS 的表现，原发病治好后多可自愈。

［此文发表于《医药与保健》2014(1)：169］

调经种子汤

月经病为常见病，多发病，因月经病而不孕者并不少见。

经多年临床研究，自制调经种子汤，获效数十人。

调经种子汤：当归 12 g、熟地 12 g、炒白芍 12 g、川芎 7 g、吴茱萸 10 g、黄芩 6 g、香附 12 g、肉苁蓉 12 g、大腹皮 10 g、党参 15 g、白术 15 g、茯苓 10 g、甘草 6 g、生姜 3 片、红枣 1 枚。

子宫、卵巢偏小，黄体激素不足者，党参改用人参 10 g，促进卵子发育成熟。

服用方法：月经来潮第 1 天开始服用，连服 4 天为 1 疗程。

医嘱：月经来潮后，第 14 天左右为排卵期，此时交合有利受孕。

例举：

唐某，28 岁，瘦弱，婚后 6 年未孕。第 1 个月服 4 剂，次月来潮，又服 4 剂，生一女。

王某，25 岁，体胖，婚后 3 年未孕。第 1 个月服 4 剂，未孕。第 2 个月党参改用人参，4 剂。后生一子。

药理作用分析：四物汤补血活血，参术益气生血，肉苁蓉补精益血，香附理气解郁，大腹皮散无形之滞气，黄芩清热，吴茱萸散寒，姜枣调和营卫。据现代药理研究，川芎、吴茱萸对子宫有收缩作用，黄芩对子宫有松弛作用，香附、当归对子宫收缩与松弛有双向调节作用。经期准则排卵有期，子宫松弛有度则利于受精卵着床。气血充足，宫腔温煦，有利于胚胎发育成长。

下 乳 汤

唐圩村一产妇，产后乳少，不够儿吃，产后第 16 天，乳头被儿吮吸破皮，乳头疼痛，不敢授乳。处药 2 剂，获愈。后用此方者，少则 1 剂，多则 2 剂，皆获满意效果。

下乳汤药物组成：党参 15 g、白术 10 g、茯苓 10 g、甘草 5 g、穿山甲 10 g、王不留行 15 g、路路通 12 g、通草 15 g、蒲公英 20 g。

病因病机：产妇少乳，不外 3 种原因：饮食少进，乳汁产出少；乳汁产出多，乳腺管欠通畅；乳少，婴儿吮吸次数多，用劲吸，乳头红肿疼痛，阻碍乳汁通畅。

药理分析作用：四君子汤补脾益气，增进食欲，使乳汁化生有源。穿山甲、王不留行，通经下乳。路路通治乳少经闲。通草下气通乳。蒲公英健胃，通乳汁，对乳头炎症可治可防，为本方亮点。

子 宫 息 肉

刘某,34 岁。2009 年 6 月 16 日,自诉子宫息肉,疼痛。

药用金银花 15 g、连翘 10 g、白花蛇舌草 20 g、蒲公英 20 g、鱼腥草 20 g、山楂 10 g、丹参 15 g、花乳石 10 g、当归 10 g、香附 10 g、大黄 8 g、天龙 6 g、水蛭 6 g、穿山甲 8 g、玄胡 10 g、白术 10 g、茯苓 10 g、甘草 6 g,5 剂。

6 月 23 日复诊,服 1 剂后疼痛消失,继进 5 剂。

外阴部血管瘤

例1 张某,37 岁,淮安市青浦区城南乡人。

2004 年 11 月 29 日来诊,自诉左侧外阴部血管瘤,先在淮阴部队八二医院手术,3 月前又去上海新华医院手术。血管瘤为黏液性,形如猪肺。上海医生云:白细胞形态缺乏锯齿状,吞噬功能差,红细胞成团,活动度差,高脂肪,瘤体外周为树根样,容易向腔内空隙处生长,并呈网络状包裹。现又发现肿块,压迫感明显,外科检查,瘤体已快与肠子粘连。我见患者舌苔黄腻,舌面有瘀点,以痰血瘀肿论治。药用海藻 20 g、昆布 15 g、陈皮 6 g、半夏 10 g、杏仁 10 g、白术 10 g、三七 10 g、山药 20 g、水蛭 6 g、穿山甲 6 g、白花蛇舌草 30 g、蒲公英 30 g、苡仁 30 g、鱼腥草 20 g、川芎 10 g、茯苓 10 g、莱菔子 15 g、六曲 10 g,5 剂。

12 月 7 日二诊,患者自觉肿块变小,坐板凳无不适。因水蛭缺货,故改用土元 10 g,效不如前。后间断服药 80 剂。2005 年 5 月 18 日 B 超检查显示瘤体缩小。遂改前方为散剂,用 1 个月,每日 3 次,每次 9 g。2005 年 8、9 月,患者又服 40 剂。2007 年 9 月 7 日检查,宫内肌瘤为 2 cm×1.8 cm。又予海藻 20 g、昆布 15 g、陈皮 6 g、半夏 10 g、杏仁 10 g、白术 10 g、三七 10 g、山药 20 g、穿山甲 6 g、天龙 6 g、水蛭 6 g、白花蛇舌草 30 g、蒲公英 30 g、茯苓 10 g、苡仁 30 g、鱼腥草 20 g、蜈蚣 2 条、黄芪 15 g、六曲 10 g、灵芝 10 g,10 剂。

2008 年 12 月 25 日,患者再次来诊。予海藻 20 g、昆布 15 g、陈皮 6 g、半夏 10 g、白术 10 g、山药 20 g、水蛭 6 g、穿山甲 6 g、天龙 6 g、土元 10 g、灵芝 10 g、白花蛇舌草 30 g、黄芪 15 g、三棱 10 g、莪术 10 g、丹参 15 g、路路通 10 g、茯苓 10 g、大黄 6 g,20 剂。

神经血管瘤有遗传性,术后易复发。经中药治疗,该患者 4 年多未行手术,比较满意。

例 2 周某,31 岁,泗阳县王集镇人。

2015 年 4 月 30 日来我处初诊,自诉左前侧外阴部瘤子病史 2 年多,已做过 1 次手术,见黏液空泡,不知根在何处。现又长大,约 3 cm×3 cm,疼痛。

此例病情和张某相似,参照张某治法。药用海藻 20 g、昆布 15 g、陈皮 6 g、半夏 10 g、白花蛇舌草 30 g、蒲公英 30 g、苡仁 30 g、鱼腥草 20 g、穿山甲 6 g(研粉吞服)、水蛭 6 g、天龙 6 g、僵蚕 15 g、莪术 10 g、重楼 10 g、黄芪 20 g、当归 10 g、川芎 10 g、茯苓 10 g、天花粉 10 g,5 剂。

5 月 8 日,肿块缩小,约 2 cm×2 cm。原方继进 5 剂。

5 月 25 日,肿块呈纵深形,约 1.5～2 cm。原方加三棱 6 g、牡蛎 15 g,4 剂。

右侧附件区囊性包块伴右卵巢内
33 mm×26 mm 无回声

陈某,24 岁,果树实验场人。2011 年 2 月 16 日来我处初诊。2 月 12 日,泗阳县仁慈医院彩超报告单显示:右侧附件区囊性包块,右卵巢内见 33 mm×26 mm 无回声(内见条索状高回声),白带清洁度 Ⅲ 度,白细胞 15～30 个/H。

治宜消炎抑菌,软坚散结。药用忍冬藤 30 g、连翘 15 g、蒲公英 30 g、鱼腥草 15 g、黄芩 12 g、大黄 6 g、当归 12 g、川芎 10 g、赤芍 10 g、蒲黄 10 g、五灵脂 6 g、天龙 6 g、没药 6 g、穿山甲 4 g(研碎吞服)、鳖甲 15 g、山药 15 g、茯苓 10 g、甘草 10 g、牡蛎 15 g,5 剂。

2月22日,患者月经来潮,改用调经方:当归12 g、川芎7 g、白芍12 g、熟地12 g、吴茱萸10 g、黄芩6 g、玄胡8 g、肉苁蓉12 g、香附12 g、白术15 g、红参10 g、茯苓10 g、甘草6 g、大腹皮10 g、生姜3片、红枣1枚,5剂。

3月1日,少腹逐瘀汤加味:当归12 g、川芎10 g、赤芍10 g、蒲黄10 g、五灵脂6 g、干姜2 g、肉桂3 g、小茴香3 g、香附10 g、没药6 g、天龙6 g、穿山甲6 g、鳖甲15 g、莪术10 g、忍冬藤15 g、连翘10 g、茯苓10 g、甘草6 g,5剂。

3月8日,经泗阳县仁慈医院彩超检查,右侧附件区囊性包块消失,右卵巢影像正常。阴道内未检出细菌。

右侧附件区囊性包块 4.05 cm×2.6 cm

亲戚丁某香,73岁,本镇人。2011年4月9日,因腹痛来诊。本院B超显示:右侧附件见一4.05 cm×2.6 cm囊性包块。

投少腹逐瘀汤加味:当归12 g、川芎10 g、赤芍10 g、蒲黄10 g、五灵脂6 g、干姜2 g、肉桂3 g、小茴香3 g、香附10 g、没药6 g、天龙6 g、穿山甲6 g、鳖甲15 g、莪术10 g、忍冬藤15 g、连翘10 g、茯苓10 g、甘草6 g,5剂。

4月13日,患者药后痛减。上方中没药改用10 g,去忍冬藤、连翘,加蒲公英20 g、鱼腥草20 g,5剂。

4月19日,二诊方加元胡6 g,5剂。

服完后,患者去沭阳某医院复查,囊性包块消失。

右侧附件区 4.4 cm×1.8 cm 腊肠状无回声

唐某林,42岁,泰州市人。2014年4月17日来我处初诊,出示当地医院相关检查,右侧附件区见4.4 cm×1.8 cm腊肠状无回声,另见一1.8 cm×1.8 cm无回声,右侧输卵管欠通畅。

病机:右侧附件区慢性炎症,可致炎性渗出水肿;血行不畅,可致瘀血内停,肿物形成;两处肿物压迫输卵管,因而出现欠通畅。

治则:消炎利水,活血化瘀,软坚散结。

处方:金银花 20 g、连翘 15 g、蒲公英 30 g、鱼腥草 15 g、黄芩 12 g、大黄 6 g、当归 12 g、川芎 10 g、赤芍 10 g、蒲黄 10 g、五灵脂 6 g、没药 10 g、天龙 6 g、鳖甲 15 g、穿山甲 5 g(研粉吞服)、牡蛎 15 g、山药 15 g、茯苓 10 g、甘草 6 g,10 剂。

5 月 6 日,患者来电说,前天到医院检查,治疗效果很好,要求再买 10 剂。

5 月 7 日,我取原方 10 剂寄去。

经间期出血

唐某娟,22 岁,泗阳果园人。1997 年 6 月 6 日,其自诉婚后 2 年未孕,昨天腰酸痛,今天月经又来,量少,无血块,距上次月经十多天。诊断为经间期出血,用二至丸加味。

墨旱莲 10 g、女贞子 10 g、生地 10 g、白芍 10 g、阿胶 15 g(烊化)、当归 10 g、柴胡 6 g、茯苓 10 g、甘草 6 g,2 剂。

后患者告药尽而愈。

2000 年 3 月 31 日,我又用上方治愈 1 例。

妊娠高血压

外孙女朱某,24 岁,怀孕后期出现下肢浮肿,日渐加重,自我感觉火气大。2005 年 1 月 13 日,本院 B 超显示胎盘老化,医生建议剖宫产。测量血压 140/100 mmHg,处硫酸镁治疗。外孙女告知后,我恐硫酸镁有副作用,劝服中药。

药用钩藤 10 g、生地 15 g、白芍 10 g、山栀 5 g、白茅根 15 g、女贞子 10 g、墨旱莲 15 g、菊花 10 g、北沙参 10 g、麦冬 10 g。先予 1 剂。

服药次日上午,血压为 125/85 mmHg,下肢肿消,又进 1 剂。

闭　　经

王某,女,22岁,已婚。2013年12月31日,亲戚带其来就诊。自诉:月经色红有块,少腹痛,近来3个多月月经不来,排除怀孕。

诊断:继发性闭经。

治则:益气活血,散寒通瘀。

药用黄芪30 g、当归15 g、川芎10 g、桃仁15 g、红花10 g、没药10 g、肉桂6 g、干姜3 g、小茴香5 g、玄胡10 g、蒲黄10 g、五灵脂6 g、穿山甲6 g、赤芍6 g,5剂。

2014年1月6日,患者月经来潮。

茜草酒煎治闭经

刘某,女,31岁,爱园镇人。2017年5月14日,自诉月经2个多月未来,易疲劳。脉细弱,用补气生血法,不应。5月22日,少腹逐瘀汤、四物汤加减,不应。5月30日,改王某所用方3剂,仍不应。6月4日,参《本草纲目》俗方治女子经水不通,用茜草30 g,加牛膝10 g,水400 mL,白酒20 mL,煎服。6月5日,患者经水已行。

滑　　胎

钱某飞,26岁,王集镇人。2008年2月19日,自诉头胎生女,后3次怀孕,3次滑胎。见其体质虚弱,用唐氏补肾健脾汤调理气血,为其再次怀孕创造条件。

药用黄芪20 g、白术20 g、党参20 g、山药20 g、当归20 g、川芎15 g、菟丝子20 g、五味子10 g、木香10 g、六曲15 g、茯苓15 g、甘草10 g,5剂。

3月13日,患者已怀孕。投保胎药6剂:杜仲10 g、菟丝子15 g、桑寄生15 g、党参15 g、山药15 g。先服3剂,次月再服3剂。

4月22日,患者又来取保胎药4剂。后足月顺产一女。

阴 痒 带 下

仲某,23岁,沭城镇人。2009年5月31日,自诉外阴奇痒,白带多。我以燥湿杀虫止带法治之。

药用鱼腥草15 g、大黄8 g、苦参6 g、蛇床子10 g、墓头回10 g、白芷6 g、海螵蛸12 g、山药15 g、赤芍10 g、小茴香3 g、甘草6 g,5剂。

6月5日,患者自诉痒大减,这次月经4天(以前月经7~10天),带下无。再予原方4剂。

尿 血 腹 痛

仉某英,83岁,爱园镇人。2013年5月24日,其尿血腹痛,苔白腻。

药用金银花10 g、蒲公英20 g、生地15 g、大黄6 g、黄芩10 g、黄柏8 g、木通8 g、茯苓10 g、甘草6 g、地榆15 g、白茅根15 g、血余炭4 g,3剂。

5月28日,患者对效果满意,继进3剂。

乳 腺 增 生

例1 唐某,42岁。2001年6月22日,其自诉乳房胀痛,手摸有硬块。

药用蒲公英30 g、青皮10 g、牡丹皮10 g、柴胡10 g、香附10 g、当归10 g、川芎10 g、乳香10 g、没药10 g、王不留行10 g、黄芪10 g、甘草6 g,3剂。

6月27日,乳痛消失。

例 2 表妹周某荣,50 岁。2009 年 4 月 22 日,自诉乳腺增生 1 年多,先服乳块消、逍遥丸有效。去年 4 月复发,服平消片,先服有效,后服无效。现乳房乳头疼痛,不敢触摸。

其用上方 2 剂,乳痛消失,用手挤压还有一点疙瘩。4 月 25 日再取 2 剂,愈。

中医认为乳房属肝,乳痛与肝气郁结有关,乳腺增生乃气滞血瘀所成。疏肝理气,活血化瘀,气畅肿消,痛自除也。

慢性盆腔炎

唐某,35 岁,众兴镇人。小腹时有疼痛,西医妇科诊断为慢性盆腔炎,用消炎药效果不明显。考虑到盆腔内脉络瘀阻肿胀也可引发慢性炎症,我试投少腹逐瘀汤:小茴香 7 粒(炒)、干姜 1 g(炒)、肉桂 3 g、蒲黄 10 g、炒五灵脂 6 g、赤芍 6 g、没药 6 g、元胡 3 g、当归 10 g、川芎 6 g,4 剂。药后病除。

盆腔微量积液

周某连,女,40 岁。曾有慢性盆腔炎,时轻时重,近因小腹痛,经西医妇科检查,盆腔微量积液。此例当属少腹胀满致痛,2007 年 7 月 12 日予少腹逐瘀汤 3 剂:小茴香 3 g、干姜 1 g、元胡 3 g、没药 6 g、当归 10 g、川芎 6 g、肉桂 3 g、赤芍 6 g、蒲黄 10 g、五灵脂 6 g。7 月 15 日其告知:服 1 剂痛减,尽剂痊愈。

行经 18 天漏下不止

朱某荣,女,48 岁,果树实验场人。2019 年 4 月 26 日,自诉这次月经,18 天不止,量多,有血块。B 超检查子宫肌瘤 1.2 cm,子宫内膜厚 1.6 cm。妇科建议刮宫,怕有伤害,求用中药治疗。炮姜 10 g、地榆 10 g、阿胶 12 g(烊化)、花蕊石 10 g、黄芪 15 g、山药 20 g、血余炭 10 g、蒲黄 10 g、茯苓 10 g、甘草 6 g,3 剂。

4 月 30 日,漏下尚有一点点,头晕。

红参 10 g、黄芪 30 g、白术 20 g、山药 20 g、川芎 15 g、木香 10 g、六曲 15 g、菟丝子 20 g、五味子 10 g、何首乌 15 g、枸杞子 15 g、熟地 15 g、血余炭 10 g、三七 6 g、茯苓 15 g、甘草 10 g、花蕊石 10 g,3 剂。

尽剂后,头晕、漏下皆愈。

授乳期左乳痛

唐某楠,女,30 岁,爱园镇人。2018 年 9 月 1 日,左乳痛(授乳期),体温 38 ℃。

金银花 20 g、蒲公英 30 g、黄芩 15 g、路路通 15 g、王不留行 15 g、穿山甲 6 g(捣碎)、乳香 10 g、莪术 10 g,1 剂。告愈。

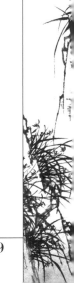

第五章　　男　科

腮腺炎致睾丸萎缩无精子

刘某常,33 岁,山东省微山县高唐乡人。

刘妻沈某,几年前患肺结核,经我中药治愈。2017 年,发生 2 次肠梗阻。

2017 年 10 月 22 日,刘某常家货船停泊泗阳港时,夫妻前来,求中药防治肠梗阻。

问及子女情况,刘某常云：8 年前患腮腺炎,导致双睾萎缩,先能查到死精子,后来查不到,已领养一孩。

腮腺炎易引起睾丸炎,进而出现睾丸萎缩,睾丸活检很难找到精子。但也有一些曲细精管会随着疾病的控制而恢复功能。故而劝其一试。

药用金银花 30 g、连翘 20 g、鱼腥草 20 g、蒲公英 20 g、白花蛇舌草 20 g、黄芩 15 g、黄柏 10 g、大黄 8 g、白茅根 30 g、木通 10 g、王不留行 15 g、女贞子 10 g、龟甲 15 g、牛膝 10 g、泽泻 10 g、土茯苓 15 g、甘草 6 g、红参 10 g,10 剂。

11 月 15 日,刘某常说他在当地医院检查,见许多死精子,1 个活精子。

上方加枸杞子 10 g、何首乌 10 g,15 剂。

精子活力低下不育

唐某峰,25 岁,爱园镇人。2010 年夏结婚,同居半年多,其妻陈静未孕。

经泗阳县仁慈医院检查,陈静右侧附件区囊性包块,右卵巢内见 33 mm×26 mm 无回声,白带清洁度Ⅲ度,白细胞 15～30 个/H。经我治愈后,至 2011 年 7 月,陈静仍未怀孕,故我建议男方检查精液。8 月初,经苏州某院检查,男方精子活动率 30%。

8 月 11 日,药用红参 10 g、山药 20 g、黄芪 15 g、白术 10 g、当归 15 g、何首乌 15 g、熟地 15 g、肉苁蓉 12 g、淫羊藿 15 g、菟丝子 15 g、沙苑子 10 g、蛇床子 3 g、覆盆子 10 g、五味子 10 g、枸杞子 15 g、女贞子 10 g、车前子 10 g、金樱子 8 g、山茱萸 10 g、龟甲 10 g、柴胡 6 g、牛膝 9 g、木香 6 g、茯苓 10 g、甘草 6 g、六曲 10 g、沉香 2 g,10 剂。

8 月 25 日,又取 10 剂。

10 月 13 日,其祖母来告,陈静已怀孕。

阳痿少精症

唐某庭,28 岁,爱园镇人。2004 年 10 月 15 日,其自诉有前列腺炎病史,阳痿,舌面见竖形裂纹。

阅 2004 年 10 月 9 日沭阳县仁慈医院检查报告,精子数约 0.4 亿/mL,精子活动率 10%。

与前列腺炎有关的细菌可能是葡萄球菌、链球菌、厌氧菌、大肠杆菌、类白喉杆菌等,这些致病菌的感染可导致少精症和无精子症。故予 2 剂,抑菌消炎。

药用金银花 20 g、连翘 20 g、蒲公英 20 g、白花蛇舌草 20 g、大黄 10 g、黄芩 10 g、白茅根 30 g、木通 10 g、泽泻 10 g、车前子 10 g、王不留行 10 g、牛膝 10 g、茯苓 10 g、甘草 6 g。

2 剂后予参子龟胶散:红参 40 g、龟甲胶 24 g、菟丝子 50 g、五味子 20 g、枸杞子 60 g、车前子 40 g、覆盆子 40 g、女贞子 30 g、金樱子 40 g、蛇床子 15 g、当归 30 g、山药 60 g、何首乌 60 g、熟地 50 g、肉苁蓉 30 g、山茱萸 50 g、淫羊藿 30 g、柴胡 15 g、牛膝 30 g、沉香 15 g、茯苓 30 g、甘草 20 g。干

燥后混合研粉,每天3次,每次9g。

2005年1月21日复诊,其阳痿已愈。1月14日沭阳县仁慈医院检查,精子计数1.4亿/mL,精子活动率57%。再投散剂一料,巩固疗效。

前列腺炎引发不育

唐某伦,27岁,爱园镇人。2016年6月13日初诊,自诉患前列腺炎,婚后不育,外院检查见精子1个,不动。

药用金银花30g、连翘20g、鱼腥草20g、蒲公英20g、白花蛇舌草20g、黄芩15g、大黄8g、黄柏10g、白茅根30g、木通10g、车前子10g、女贞子10g、王不留行10g、龟甲10g、牛膝10g、泽泻10g、土茯苓15g、茯苓10g、甘草6g,7剂。

7月6日复诊。7月1日,于太仓市协和医院检查,精液量1.6mL,60分钟不液化;精子总数$55×10^9$/L,精子活动率30%,畸形精子35%;革兰氏G+球菌检出,上皮细胞偶见。

继进金银花20g、黄芩10g、黄柏10g、鱼腥草15g、红参10g、鹿角胶6g、当归15g、何首乌15g、熟地15g、肉苁蓉15g、淫羊藿10g、女贞子10g、蛇床子5g、车前子10g、柴胡6g、牛膝10g、山茱萸10g、金樱子1个、麦冬10g、茯苓10g、甘草6g,10剂。

后育一子,请吃喜酒。

男子不育夫妻同治医案

滑某亮,27岁,王集镇人。2017年8月7日,夫妻同来,诉婚后不孕。

滑某亮于外院检查,精液液化时间1小时,精子数0.80亿/mL,精子存活率<40%,白细胞8,无前列腺炎病史。

药用红参10g、鹿角胶6g、当归15g、何首乌15g、熟地15g、肉苁蓉15g、淫羊藿10g、山药20g、菟丝子15g、五味子10g、枸杞子15g、覆盆子10g、女贞子10g、蛇床子5g、车前子10g、柴胡6g、山茱萸10g、金樱子

6 g、麦冬 10 g、茯苓 10 g、甘草 6 g、鱼腥草 15 g、黄柏 6 g、牛膝 10 g,20 剂。

滑妻唐某楠,21 岁,自诉小腹凉气多。

药用小茴香 4 g、干姜 4 g、肉桂 4 g、没药 6 g、当归 10 g、川芎 6 g、赤芍 6 g、熟地 10 g、香附 10 g、玄胡 10 g、茯苓 10 g、甘草 6 g,4 剂。下次月经来潮第 1 天开始服用。

后孕产。

夫虚劳妻月经色暗有块

刘某健,26 岁,郑州人。妻白小雪,27 岁,婚后半年多未孕。2017 年 7 月 14 日,由其亲戚带来就诊。

四诊合参,刘氏虚劳,生精功能差,白氏月经色暗有块,同时进行治疗。

刘氏：红参 10 g、白术 20 g、黄芪 20 g、山药 20 g、肉苁蓉 15 g、鹿角胶 10 g、枸杞子 15 g、覆盆子 10 g、菟丝子 20 g、五味子 10 g、车前子 10 g、蛇床子 6 g、茯苓 10 g、甘草 6 g、熟地 15 g、淫羊藿 10 g,15 剂。

白氏：调经种子汤。红参 10 g、白术 15 g、当归 12 g、川芎 10 g、炒白芍 12 g、熟地 12 g、吴茱萸 10 g、黄芩 10 g、香附 12 g、大腹皮 10 g、肉苁蓉 15 g、茯苓 10 g、甘草 6 g、生姜 3 片、红枣 1 枚,12 剂。先服 4 剂,月经来潮第 1 天开始,连服 4 剂。

2017 年 9 月,其亲戚告知,白小雪已怀孕,调经药还剩 4 剂未用。

男青年双乳肿痛

周某连子,19 岁,爱园镇人。2015 年 8 月 14 日,周某连带儿子来治双乳肿痛。

予柴胡 10 g、香附 10 g、蒲公英 30 g、王不留行 15 g、路路通 10 g、没药 6 g、乳香 10 g、莪术 10 g、忍冬藤 20 g,3 剂。

3 剂后患者肿消痛减,渐愈。

包皮红肿疼痛

2004 年 2 月 2 日,一 72 岁老人前来治疗包皮红肿疼痛。药用忍冬藤 20 g、防风 10 g、天花粉 15 g、土茯苓 30 g、蒲公英 20 g、黄柏 10 g、甘草 6 g、皂刺 10 g、乳香 10 g、没药 10 g、白花蛇舌草 20 g、鱼腥草 15 g,2 剂,愈。

2012 年 6 月 1 日,另一 68 岁老人前来治疗包皮红肿,龟头疼痛,上方加紫花地丁 15 g,2 剂,愈。

唐某雪,8 岁,2013 年 2 月 22 日,包皮红肿疼痛,用外洗药无效。予忍冬藤 15 g、天花粉 6 g、土茯苓 10 g、黄柏 6 g、蒲公英 15 g、白花蛇舌草 15 g、鱼腥草 10 g、皂刺 5 g、乳香 5 g、没药 5 g、甘草 5 g。1 剂煎服 3 次,愈。

胡小宝,20 岁,2015 年 1 月 8 日,包皮上翻后水肿明亮,疼痛。药用金银花 30 g、土茯苓 30 g、天花粉 15 g、黄柏 10 g、蒲公英 30 g、白花蛇舌草 20 g、鱼腥草 20 g、皂刺 10 g、防风 10 g、没药 10 g、乳香 10 g、甘草 6 g,4 剂,愈。

20 年阴囊湿痒皮癣成片

周某明,50 岁,沭阳县小店人。2018 年 1 月 2 日,自诉阴囊湿痒,皮癣成片,挤时出血,历时 20 年,盐水外洗无效。

药用龙胆草 10 g、苦参 15 g、蛇床子 10 g、土茯苓 20 g、重楼 10 g、黄柏 10 g、牛膝 10 g、天花粉 10 g、甘草 10 g,5 剂。

1 月 12 日,患者痒减,癣疾无,未见出血。原方继进 3 剂。

右睾精索痛

刘某松,29 岁,爱园镇人。2012 年 7 月 31 日,自诉右睾部一根筋疼痛,引发腹痛。

药用金银花 20 g、连翘 15 g、蒲公英 20 g、白花蛇舌草 20 g、橘核 10 g、山楂 10 g、玄胡 10 g、五灵脂 10 g、赤芍 10 g、当归 15 g、小茴香 3 g、黄柏 8 g、茯苓 15 g、甘草 8 g,4 剂。

8 月 4 日,患者来告:服 2 剂疼痛基本消失,服完 4 剂无不适感觉。

长期服用降血压西药引起性功能缺失

张某江,57 岁,爱园镇官庄人。2012 年 4 月 5 日,自诉有高血压病史,长期服用降血压西药,已经没有性功能。

药用红参 10 g、天麻 10 g、钩藤 10 g、何首乌 15 g、枸杞子 15 g、黄芪 20 g、白术 20 g、山药 20 g、当归 20 g、丹参 15 g、川芎 15 g、木香 10 g、菟丝子 10 g、五味子 10 g、杜仲 12 g、补骨脂 10 g、淫羊藿 15 g、六曲 15 g、茯苓 15 g、甘草 10 g,7 剂。

医嘱:停用降血压西药。

4 月 14 日,患者血压 130/90 mmHg,性功能改善。原方继进 7 剂。

4 月 30 日,患者血压 120/82 mmHg,性功能恢复。

阳 事 痿 软

2010 年 10 月 15 日,一七旬老人前来治疗,肝经湿热,痿软不用。药用龙胆草 10 g、蛇床子 10 g、淫羊藿 15 g、补骨脂 10 g、沙苑子 15 g、覆盆子 10 g。1 剂显效。

2013 年 8 月 22 日,一 65 岁阳气不足老人前来治疗,药用红参 10 g、黄芪 20 g、白术 20 g、山药 20 g、当归 20 g、川芎 15 g、木香 10 g、六曲 15 g、菟丝子 20 g、五味子 10 g、茯苓 15 g、甘草 10 g、淫羊藿 20 g。效果满意。

后又治 58 岁,肾阳虚衰。药用补骨脂 15 g、益智仁 10 g、肉桂 4 g、蛇床子 6 g、淫羊藿 10 g、山药 15 g、当归 10 g、五味子 10 g、覆盆子 10 g、金樱子 10 g。1 剂见效。

龟头尿口右侧小粟粒大红点

　　季某,49 岁,季圩村人。2019 年 3 月 21 日,自诉几年前有性乱史,龟头出现红点,西药治疗花一两千元。近来龟头再生红点。经检查,龟头尿口右侧见一小粟粒大红点。

　　药用金银花 30 g、土茯苓 30 g、天花粉 15 g、黄柏 10 g、蒲公英 30 g、紫花地丁 15 g、白花蛇舌草 15 g、鱼腥草 15 g、皂刺 10 g、重楼 15 g、黄芩 10 g、甘草 6 g,3 剂。

　　3 月 27 日患者反映:中药吃 1 剂,舒服多了。服用 3 剂,红点消失。近日喝酒,也无不舒服感觉。自言中药太神奇了。

第六章 肿 瘤

中药治疗 1 例月龄男婴，
肝左叶占位 11.2 cm×9 cm

2007 年，我接诊 1 例月龄男婴，肝左叶占位 11.2 cm×9 cm。历经 1 年，服药 36 剂，钙化痊愈。因属罕见病例，故将诊疗经过及原始处方报道如下。

2007 年 12 月 20 日，淮安市区王某明前来，为其小儿求治。据述：小儿足月顺产，体重 6 斤，消瘦腹大，未引起重视。出生 18 天，发热，到市妇幼保健院住院诊断为支气管炎，体温一直 38～39 ℃。后转市二院，因腹大，先做 B 超检查，后拍 CT 片，发现肝左叶占位11.2 cm×9 cm(肝胃间隙部)。医生说孩子太小，不能做手术，也不能化疗、放疗。儿母欲放弃治疗，自己不甘心，听人介绍，抱着"死马当活马医"的态度前来求治。

患儿出生 33 天，恐难喝汤药，但见儿父求治心切，先投 1 剂以试之。药用金银花 6 g、连翘 3 g、蒲公英 6 g、白花蛇舌草 6 g、鱼腥草 5 g、黄芩 5 g、大黄 3 g、龟板 6 g、鳖甲 6 g、柴胡 4 g、香附 4 g、茵陈 6 g、白茅根 10 g、泽泻 4 g、苡仁 10 g、郁金 6 g、当归 4 g、丹参 4 g、太子参 6 g、生白术 4 g、生山药 6 g、鸡内金 6 g、炒麦芽 6 g、麦冬 5 g、五味子 3 g、茯苓 5 g、甘草 3 g、红枣 1 个。煎 2 次，分 2 天服完，如能喝药水，下次抱来面诊。

2007 年 12 月 24 日，患儿被父母抱来就诊。体温 37.9 ℃，气关紫色纹理可见，腹大脐突，按之如鼓，青筋暴露。多食易饥，矢气多，易出汗，体重 8.2 斤。

细思此儿，出生不满1月即发现巨块肿物，可能从胎中带来，因为恶性肿瘤的形成有一个渐进过程。肝癌属消耗性疾病，患儿1个月体重难以增加2.2斤。至于腹大脐突，肝癌腹水可腹胀如鼓，症痕积聚日久，亦可转为鼓胀。中医疳症篇对热疳、疳气、肝疳、肝肿胀的描述，与此婴体征相似颇多，故可用清热健脾消疳软瘤法缓缓图之。

药用金银花6g、连翘3g、蒲公英6g、白花蛇舌草6g、鱼腥草5g、青蒿4g、大青叶3g、黄芩5g、大黄3g、太子参6g、生白术6g、生山药6g、枳实3g、三棱4g、牡蛎10g、鸡内金6g、炒麦芽6g、当归4g、川芎3g、丹参4g、柴胡4g、香附5g、大腹皮6g、水牛角丝4g、鳖甲6g、穿山甲3g、生地5g、麦冬3g、炒山楂4g、莱菔子3g、白芍4g、茵陈10g、茯苓6g、甘草1g，10剂。煎法如前，每剂仍分2天服完。

儿父经常外出，儿母将其带到山东省微山县外婆家暂住。2008年1月26日，微山县人民医院彩超检查显示，患儿肝左叶占位8.4 cm×8 cm，内见液性暗区及斑片状强回声。2月1日，患儿母子由舅父陪同从微山县来，傍晚赶到医院复诊。

药已见效，原方酌加消瘤利水药，我为其取药10剂。金银花6g、蒲公英6g、白花蛇舌草6g、穿山甲4g、鳖甲5g、龟板5g、蜈蚣1条、天龙3g、石见穿5g、花蕊石6g、三棱4g、炒麦芽6g、炒山楂4g、六曲6g、鸡内金6g、生白术6g、枳实6g、青皮3g、重楼5g、郁金5g、柴胡3g、黄芩5g、大腹皮6g、水牛角丝4g、生苡仁10g、茵陈6g、白茅根6g、泽泻4g、太子参10g、生山药10g、牡蛎10g、当归4g、川芎3g、丹参5g、生地6g、茯苓6g、甘草1g。煎服方法同前。

2008年6月18日，淮安市妇幼保健院彩超检查显示，肝左叶占位5.2 cm×4.3 cm，为混合性包块，认为符合畸胎瘤表现。

2008年7月5日，患儿与父母同来，此时患儿体重16.6斤，脐突消失，体温37℃，手足心热，面色白嫩红润，活泼好笑。

药用金银花6g、蒲公英6g、白花蛇舌草10g、青蒿3g、穿山甲4g、龟板7g、鳖甲6g、蜈蚣1条、天龙3g、石见穿5g、花蕊石6g、三棱4g、炒山楂4g、炒麦芽6g、六曲6g、莱菔子5g、鸡内金5g、生白术8g、枳实8g、青皮3g、重楼5g、郁金5g、柴胡3g、黄芩5g、大腹皮6g、水牛角丝4g、生苡仁10 g、茵陈6 g、白茅根10 g、泽泻4 g、太子参12 g、生山药10 g、牡蛎15 g、当归5 g、川芎3 g、丹参6 g、生地6 g、茯苓6 g、甘草1 g，15剂。仍为2天服1剂。

2009年5月2日，我在北京开会期间，见到儿父王某明（时任北京某公司技术总监、软件部经理）。王某明说，最后取的15剂药，患儿热天只服1剂，秋凉后也不肯服药，后来闻到腥味即拒。故去除腥味动物药，好哄歹哄，才间断服完。春节前，B超显示患儿肝左叶占位3 cm×2 cm，医生说已钙化痊愈。现在小儿会走路，活泼好动。

体会：此儿肝左叶占位物巨大，病情复杂，西医束手，中医也难一法而愈。故取味众多，用量偏小，统筹兼顾，邪渐去而正自安。

从其服药态度看，前期依从，后期想拒，说明病者求生，乳婴亦然。这在临床上对医者、患者（家属）都有启迪。

[此文发表于《中国保健》2009（10）：329]

3个月女婴右肾肿瘤8.2 cm×6.0 cm

裴某秀，爱园镇人，因小便出现血块，去淮安市一院检查，CT片显示右肾肿瘤8.2 cm×6.0 cm，内见斑片状阴影。医生会诊后，无法医治。回家后，其因发热、惊风，在某院输液，维持时日。

2009年8月26日，家人抱来就诊，时龄3个月，腹大，苔腻，神情淡漠。参照前述月龄男婴肝左叶占位治法，药用金银花6 g、连翘3 g、蒲公英10 g、白花蛇舌草10 g、生地6 g、麦冬3 g、太子参6 g、生山药6 g、五味子3 g、青蒿5 g、黄芩4 g、大黄3 g、重楼5 g、灵芝5 g、天龙3 g、穿山甲3 g、白茅根15 g、青皮5 g、枳实3 g、黄芪10 g、白术10 g、车前子6 g、泽泻4 g、炒麦芽6 g、六曲6 g、鸡内金6 g、全虫2 g、龟板6 g、丹参6 g、藕节炭10 g、当归6 g、水牛角丝6 g、大腹皮6 g、茯苓6 g、甘草3 g、杜仲6 g。先予1剂。煎2次，分2天服用。8月29日，其祖父告知，服药第1天，夜里小便3次，3天服完1剂后，大便1日2次，小便1日5～6次，吃奶多，好动，有精神,发热、惊风现象消失。原方加鳖甲 6 g、石见穿 6 g、花蕊石 6 g。13 剂后,11 月 1 日患儿在本院接受彩超检查,右肾下极见一 5.29 cm×4.58 cm 包块。患儿体重由 14 斤增至 21 斤。12 月 20 日,在二诊方中加入炒山楂 6 g,生苡仁 10 g,数日 1 剂,以收全功。

[见《中国当代名医》,中国文献出版社,2011(4):107]

中药治愈子宫颈癌 1 例

周某,女,70 岁,沭阳县沭城镇城北小区人。2009 年 12 月 10 日,其夫代诉周某近期带下奇臭量多,两室一厅居室内臭气难闻,带去医院检查,发现宫颈癌肿瘤 8 cm,医生建议手术。因患者有高血压脑血栓后遗症,求助中药治疗。

子宫颈癌,属中医"崩漏""五色带""症瘕"等范畴,与湿热下注、肝气郁结、细菌感染、宫颈性炎症刺激有一定关系。我在治疗宫颈糜烂验方基础上,加用抑癌破瘤药。

药用白花蛇舌草 30 g、蒲公英 30 g、黄芩 10 g、大黄 6 g、天花粉 15 g、鱼腥草 15 g、忍冬藤 20 g、连翘 10 g、乌贼骨 10 g、重楼 10 g、天龙 6 g、水蛭 4 g、皂刺 10 g、地榆炭 15 g、女贞子 15 g、山豆根 10 g、三棱 6 g、莪术 6 g、生地 10 g、香附 10 g、党参 15 g、白术 15 g、茯苓 10 g、甘草 6 g、白茅根 15 g、白芨 10 g,7 剂。

2010 年 1 月 3 日,其夫来告,服药 3 剂,即打下血块。原方鱼腥草改用 30 g,3 剂。

2010 年 1 月 22 日,其夫告知,3 剂药后,带下为脓血液,恶臭。二诊方继进 3 剂。

2010 年 2 月 5 日,其夫告知,带下已无臭味,精神转佳。二诊方再予 3 剂。

2010 年 2 月 24 日,其夫告知,带下又出现异味。二诊方加墓回头 10 g,4 剂。

2010 年 6 月初,患者亲戚在为患者祝贺 70 寿辰后来告,患者又白又胖,能自己上下几层楼梯。

患者 50 天服药 24 剂,获得临床治愈,停药半年未复发,当地医生惊讶,问病家何药而愈?

药理作用分析:

白花蛇舌草清热解毒,利水渗湿,所含香豆精类化合物、三萜酸类对子宫颈癌 U14、S180 肉瘤有显著抑制作用。

蒲公英清热解毒,消肿散结,利尿通淋。蒲公英多糖对小鼠肿瘤有抑制活性作用。

黄芩清热燥湿,泻火解毒,止血,对子宫颈癌细胞增殖有抑制作用。

大黄泻火解毒,凉血通瘀,抗肿瘤。

女贞子能抑制小鼠宫颈癌 U14 瘤体,对小鼠宫颈癌抑制率为 49.2%。

山豆根清热解毒,所含苦参碱治疗宫颈癌有效率为 60%,所含槐果碱对小鼠宫颈癌 U14 的抑制率为 30%～60%。

水蛭活血化瘀,利尿退肿。

天龙解毒破结,通络止痛。

三棱破血行气,对肿瘤生长有抑制活性。

莪术化瘀散结,对肿瘤细胞 DNA、RNA 及蛋白质合成有抑制作用,并用于治疗恶性葡萄胎和绒癌。

天花粉排脓消肿,天花粉多糖对肿瘤有抑制作用。

重楼抗菌解毒,止血,散瘀消肿,使宫颈炎症消退,糜烂好转,并对多种肿瘤细胞的生长有抑制作用。

皂刺抗菌,托毒排脓,活血消痈,下胎衣,对小鼠肉瘤 S180 以及人体子宫颈癌 JTC26 有抑制活性。

墓回头清热解毒,活血祛瘀,燥湿消肿,抗肿瘤,常用于崩漏、赤白带。

乌贼骨除湿止带,排脓敛疮。

地榆炭抗菌止血,抗溃疡。

赤芍清热凉血,散瘀止痛,有直接的抗菌作用。

生地凉血止血,抗肿瘤。

白茅根清热解毒,利尿止血。

忍冬藤清络中之热,散络中之滞。

连翘消痈肿,利尿,并可直接摧毁内毒素。

白芨止血敛疮。

鱼腥草清热解毒,消肿排脓,利尿淋。鱼腥素对小鼠艾氏腹水癌细胞有丝分裂抑制率为 45.7%,对胃癌治疗也有效。

党参补中益气,健脾益肺,能增强机体免疫功能,遏制肿瘤的发展。

白术健脾益气,燥湿利水,能调节机体免疫功能,降低瘤细胞的增殖率,减低瘤组织的侵袭性,提高机体抑制肿瘤反应能力。

香附疏肝解郁,理气止痛,对大鼠离体子宫的收缩和紧张度有明显的抑制和松弛作用。

茯苓利水渗湿,健脾安神。茯苓多糖和茯苓次聚糖等,对实验动物的多种肿瘤有抑制和杀伤活性。

甘草补益心脾,泻火解毒,止痛,抗溃疡,调和诸药。

文中提及此患者使用方剂是在临床治疗宫颈糜烂方基础上加味,故将宫颈糜烂方一并介绍如下:

金银花 30 g、连翘 15 g、蒲公英 30 g、白花蛇舌草 30 g、鱼腥草 20 g、墓回头 15 g、乌贼骨 12 g、生地 10 g、赤芍 6 g、白芨 10 g、大黄 8 g、党参 20 g、路路通 10 g、白茅根 20 g、茯苓 15 g、甘草 6 g。

郝某,宫颈糜烂,赤带多,服药 3 剂,赤带无。

殷某,宫颈Ⅲ度糜烂,赤白带,服药 5 剂后检查,宫颈轻度糜烂。

(此文发表于《中外妇儿健康》2011 年 2 月第 19 卷第 2 期:79)

食管贲门癌侵犯胃底(腺癌)

堂兄某杰,67 岁。2004 年 11 月中旬,进食梗阻,本院钡透见贲门处 3～4 cm 边缘毛糙。11 月 16 日,沭阳县人民医院钡透显示食管狭窄,贲门小弯处侧长约 3 cm 不规则残缺,下部黏膜破坏。胃镜见贲门、胃底环周有隆起凹陷性病灶,表面呈菜花样。贲门胃底部取样 4 块活检,鳞状上皮见极少许腺上皮乳头状不典型增生,诊断为食管下段贲门癌、胃炎。

2004 年 11 月 22 日,找我治疗,体重约 107 斤,面黑肌瘦,舌根部见红色疙瘩,进食尚可。为求速效,汤剂、散剂、汁剂并用。

汤剂:金银花 30 g、半枝莲 30 g、白花蛇舌草 50 g、蒲公英 40 g、黄芩 10 g、无花果 20 g、天花粉 15 g、杏仁 10 g、太子参 30 g、山药 20 g、苡仁 30 g、重楼 30 g、生地 15 g、麦冬 10 g、鸡内金 15 g、莱菔子 15 g、泽漆 20 g、茯苓 10 g、甘草 6 g,5 剂。

散剂:水蛭 30 g、穿山甲 20 g、土元 20 g、天龙 30 g、鳖甲 20 g、全虫 10 g、蜈蚣 10 条,共同焙干研粉,每日 2 次,每次 6 g。

汁剂:生韭菜每天 1 斤,切碎挤汁,细呷慢咽,分多次用。

11 月 27 日,患者早饭吃 6 个小包子,大小便正常。汤剂加玄胡 10 g、鱼腥草 15 g、仙鹤草 15 g,3 剂。韭菜汁停用。11 月 30 日,加海螵蛸 10 g。

中药治疗效果如此明显,以致家人亲戚怀疑误诊。12 月 3 日,患者去南京东南大学附属中大医院复查,胃镜见食管近贲门距门齿 40 cm 处黏膜僵硬,不规则新生物突出约 2～3 cm,质脆,触之易出血,食管下端近贲门处取样 5 块活检,确诊为食管贲门癌侵犯胃底(腺癌)。因其身体瘦弱,专家会诊后不愿为其手术和化放疗,让患者回家用中药调治。

仍用 11 月 27 日汤剂方、11 月 22 日散剂方。患者后告知早饭吃 4 张干煎饼和 1 大碗猪蹄、鸡蛋。后续治疗,处方略有调整。2005 年 1 月 5 日,患者体重约 117 斤,能做家务活。72 岁去世,存活 5 年多。

此例初治即见显效,略对几种药物作一介绍:

泽漆,利水消肿,化痰散结,能使肿块变软,对 S180、S37、L180 有抑制作用。

重楼,止血,消肿止痛,对食道癌 109 细胞有一定的杀伤能力,50 mg/mL 浓度使细胞坏死脱落,致死率在 50% 以上。

天花粉对消化系统肿瘤显示直接的杀伤作用。

无花果润肠通便,清热解毒。日本专家从无花果中提取一种药物,可阻止癌细胞的生长。法国科学家也从无花果中发现了能够抵抗人体细胞癌变的"微小射体"。

虫类药消肿止痛,抗肿瘤。

韭菜汁能消散胃脘瘀血。

食管癌放疗加中药痊愈案

亲戚张某芝,男,69岁,众兴镇人。2017年6月9日,其二女儿前来,诉其父确诊为食管癌,在泗阳县中医院放疗,想同时服用中药。

药用金银花20 g、白花蛇舌草20 g、蒲公英20 g、柴胡10 g、香附10 g、重楼10 g、党参20 g、山药20 g、当归10 g、半夏10 g、陈皮6 g、鸡内金10 g、莱菔子10 g、灵芝10 g、天龙6 g、全虫4 g、水蛭4 g、五味子10 g、麦冬10 g、茯苓10 g、甘草6 g、无花果15 g。

医嘱:此方不宜改动。

泗阳县中医院将上方用中药煎药机处理,1剂药液分装成2袋,早晚各服1袋。

2017年10月16日,患者于泗阳县中医院检查显示,食管无病变。患者体重增加,吃干饭等无不适感觉。原方继进,巩固疗效。

俗话说同行相轻,泗阳县中医院同仁能坚守原方,实在难得。

食管贲门癌放化疗后康复治疗

张某召,男,62岁,爱园镇人。2009年5月30日,自诉患食管贲门癌,已行放化疗。面黄消瘦,乏力,舌中部见剥脱苔。

药用金银花20 g、白花蛇舌草30 g、蒲公英30 g、重楼15 g、生地15 g、麦冬15 g、半夏10 g、陈皮6 g、山药20 g、大黄10 g、香附10 g、鸡内金10 g、莱菔子10 g、麦芽15 g、无花果10 g、灵芝10 g、茯苓10 g、甘草6 g、百合15 g、天龙6 g、全虫3 g、蜈蚣1条、党参10 g,5剂。

6月16日,患者苔黄腻。

药用白花蛇舌草30 g、蒲公英30 g、半枝莲20 g、党参20 g、黄芪15 g、白术15 g、山药20 g、当归10 g、柴胡10 g、香附12 g、太子参15 g、六曲

15 g、木瓜 10 g、半夏 10 g、莱菔子 15 g、鸡内金 10 g、灵芝 10 g、黄芩 10 g、天龙 4 g、茯苓 10 g、甘草 6 g,5 剂。

次后,每月服下方 5 剂:白花蛇舌草 30 g、蒲公英 30 g、半枝莲 20 g、党参 20 g、山药 20 g、当归 10 g、柴胡 10 g、香附 10 g、丹参 15 g、太子参 15 g、六曲 10 g、半夏 10 g、莱菔子 15 g、灵芝 10 g、五味子 10 g、麦冬 10 g、生地 10 g、黄芩 10 g、茯苓 10 g、甘草 6 g、天龙 5 g、重楼 15 g。

2010 年 6 月中旬,经淮安市第一人民医院检查,患者食管贲门无病变。患者面色红润,体重增加。

后 1 月或间隔 2～3 月服 5 剂。

2011 年 8 月,其来院探视亲友,身体健康。

食管中段癌手术放疗后康复治疗

李某平,女,60 岁,沭阳县沭城镇人。2012 年 6 月 9 日,其由子陪同来诊。据述:食管中段癌,手术后又行放疗。咳嗽痰多,呃逆。见舌中部剥脱苔。

药用金银花 20 g、蒲公英 30 g、白花蛇舌草 20 g、半枝莲 10 g、连翘 10 g、黄芩 15 g、大黄 6 g、半夏 10 g、陈皮 6 g、柴胡 10 g、香附 10 g、生地 10 g、麦冬 10 g、重楼 15 g、天龙 6 g、山药 20 g、党参 20 g、灵芝 10 g、鸡内金 10 g、六曲 15 g、莱菔子 10 g、麦芽 15 g、山甲 4 g、鳖甲 15 g、黄芪 15 g、茯苓 10 g、甘草 8 g、当归 10 g、桔梗 6 g、百部 10 g,10 剂。

2012 年 6 月 20 日,喘。上方加麻黄 3 g、五味子 10 g、黄精 15 g,7 剂。

2012 年 6 月 28 日,开二诊方 10 剂。

2012 年 7 月 8 日,二诊方中加淫羊藿 10 g、沙参 15 g。

后续治疗,适当化裁,每月 5～7 剂。

2015 年 4 月 20 日,患者因感冒来诊。药用金银花 30 g、连翘 15 g、蒲公英 30 g、白花蛇舌草 30 g、鱼腥草 20 g、桔梗 10 g、百部 15 g、黄芩 10 g、大黄 6 g、麦冬 15 g、黄精 15 g、沙参 15 g、天冬 15 g、党参 20 g、山药 20 g、茯苓 10 g、甘草 6 g,5 剂。

2016 年 5 月 1 日,患者面色红润,诉胸闷气短,咽部不适。药用红参 10 g、黄芪 30 g、白术 20 g、山药 20 g、当归 20 g、川芎 15 g、木香 10 g、六曲 15 g、菟丝子 20 g、五味子 10 g、枸杞子 15 g、何首乌 15 g、熟地 15 g、茯苓 15 g、甘草 10 g、麦冬 10 g、金银花 10 g、天龙 5 g,7 剂。

直肠癌肝转移存活 11 年

张某,女,44 岁,沭阳县张集乡曙光人。2006 年 7 月 30 日,其妹前来为其求治。患者曾行阑尾、子宫切除术。2006 年 7 月,因直肠癌肝转移(肝部肿瘤最大的 7 cm),在沭阳县人民医院住院化疗,医生预估其生存期只有 2 个多月。

金银花 30 g、白花蛇舌草 40 g、天花粉 15 g、苡仁30 g、重楼 20 g、女贞子 10 g、墨旱莲 15 g、泽泻 10 g、黄芪 20 g、白术 15 g、党参 15 g、生地 15 g、茯苓 15 g、甘草 10 g、车前子 15 g、槐花 10 g、灵芝10 g、麦冬 10 g、蜈蚣 3 条、蒲公英 30 g、紫花地丁 15 g、鳖甲 10 g、大黄 6 g、牡蛎 30 g,7 剂。

8 月 10 日,患者来诊。已服 4 剂,无不适。体重 120 斤,面色淡黄,脉象沉迟。原方中加无花果 10 g,杏仁 10 g,7 剂。

次后用药,皆以上面 2 个方剂为基础,每月 20 剂。

2008 年 8 月 14 日,检查 PLT 67×10^9/L。问其原因,原来是服用化疗药物。嘱停。

药用白花蛇舌草 30 g、蒲公英 30 g、夏枯草 15 g、黄芩 12 g、柴胡 6 g、半夏 10 g、山豆根8 g、党参 15 g、白术 10 g、山药 15 g、枸杞子 15 g、板蓝根 20 g、重楼 15 g、白茅根 30 g、女贞子 10 g、地榆 10 g、槐花 10 g、灵芝 15 g、蜈蚣 1 条、天龙 6 g、山甲 6 g、鳖甲 15 g、丹参 15 g、茯苓 10 g、甘草 6 g,10 剂。

动物药价贵,曾汤剂散剂合用。鳖甲 15 g、穿山甲 10 g、蜈蚣 7 条、全虫 10 g、天龙 10 g、土元 10 g、水蛭 10 g、三七 10 g、鸡内金 10 g、蟹壳 10 g,烘干共研细粉,每天服用 1 次,每次 7 g。

2011 年 3 月 23 日,患者的检查结果显示,肝功能、血常规均正常,肝部肿瘤缩小至3.2 cm×3.6 cm。患者比较满意。几个春节,患者都来电贺年。

2017年夏,其夫电告:张某在沭阳县中医院查出肺癌,经治无效去世。

左侧卵巢癌化疗后肺转移

刘某娥,57岁,山东省微山县高楼乡人。2010年6月6日,其子段某华陪其来诊。

2010年2月4日,沛县人民医院胸片示:两肺野内见有数个大小不等的小结节阴影,最大的约13 mm。2010年2月18日,山东省医学影像研究所CT片报告示,其胸腔无积液。扫描野腹膜后示一类圆形软组织肿块,最大截面约3.8cm×5.6cm。

药用穿山甲8 g、龟板10 g、鳖甲20 g、天龙6 g、全虫4 g、蜈蚣2条、牡蛎20 g、白花蛇舌草30 g、蒲公英20 g、半枝莲15 g、黄精15 g、麦冬15 g、当归15 g、赤芍6 g、青皮6 g、枳实6 g、半夏10 g、黄芩10 g、大黄6 g、柴胡6 g、香附10 g、石见穿15 g、花乳石15 g、苡仁30 g、党参20 g、山药20 g、白术15 g、黄芪15 g、鸡内金15 g、六曲15 g、重楼15 g、麦芽15 g、天花粉10 g、莪术10 g、桔梗6 g、牛膝10 g、陈皮3 g,15剂。

6月25日,沛县人民医院检查结果显示:两肺野内见数个大小不等的小结节阴影,左中腹见7 cm×4 cm一个低回声。上方中加山楂12 g、茯苓10 g、甘草6 g、灵芝10 g,10剂。

7月8日,加莱菔子15 g、三棱6 g、水蛭4 g,20剂。

后续处方随证而出。2011年3月5日,沛县人民医院检查结果显示,患者肝功能、血常规正常。8月15日,患者体重由初诊时的103斤增至120斤。

本着慢病缓图原则,将汤剂改为散剂:黄芪20 g、党参20 g、山药20 g、白术10 g、当归20 g、川芎10 g、菟丝子15 g、五味子10 g、六曲15 g、茯苓15 g、甘草10 g、忍冬藤15 g、连翘10 g、桔梗6 g、沙参15 g、苡仁20 g、白花蛇舌草 20 g、半枝莲 15 g、鱼腥草 15 g、干姜 2 g、肉桂 2 g、柴胡 10 g、香附 10 g、川楝子 10 g、玄胡 10 g、五灵脂 10 g、牛膝 10 g、灵芝 15 g、莱菔子 15 g、穿山甲 6 g、鳖甲 15 g、天龙 6 g、蜈蚣 2 条、莪术 10 g、水蛭 4 g、全虫 4 g、麦冬 15 g、蒲公英 15 g,1 剂。共同粉碎,1 剂服用 1 个月,每天约 40 g 左右,分 3 次服用。连用 20 个月。

后改服膏剂:穿山甲 250 g、天龙 200 g,打粉入蜂胶 500 g,充分拌匀,每日 2～3 g。

2015 年 3 月 18 日,彩超显示,患者右侧附件区见一约 1.6 cm×1.3 cm 无回声。

2017 年 10 月 12 日,段某华带邻居来诊,诉其母身体很好。为防复发,又取蒲公英 40 g、金银花 40 g、连翘 20 g、白花蛇舌草 40 g、鱼腥草 40 g、黄芩 20 g、大黄 12 g、桔梗 20 g、百部 30 g、沙参 30 g、天冬 20 g、党参 40 g、山药 40 g、茯苓 30 g、甘草 10 g、穿山甲 40 g、天龙 40 g、龟甲 40 g,共同粉碎,分 20 天服用。

2019 年 3 月 19 日,其子带本村人来诊,说其母亲身体很好。

第七章　其他

系统性红斑狼疮 1 例

钱某珍,女,58 岁,众兴镇人。2005 年 11 月 2 日,其夫陪同来诊。代诉:1 gG、1 gE 增高,抗核抗体阳性。南京医生诊断为结缔组织病,日服强的松 30 mg。

诊见患者面部蝶形红斑,对阳光敏感。牙齿松动,手背肿,下肢紫癜。患者有时发烧,关节疼痛。

诊断:系统性红斑狼疮。

药用黄芪 20 g、党参 10 g、山药 20 g、白术 20 g、川芎 15 g、赤芍 10 g、水牛角丝 30 g、鸡血藤 20 g、山茱萸 10 g、玄参 15 g、生地 15 g、黄芩 10 g、金银花 20 g、威灵仙 15 g、茯苓 15 g、甘草 10 g、六曲 10 g、蜈蚣 2 条、葛根 12 g、丹参 10 g、红枣 10 g,5 剂。强的松日用量改为 10 mg。

11 月 8 日,患者牙齿松动、手肿改善。原方加杜仲 10 g、牛膝 10 g、木瓜 10 g、墨旱莲 15 g、女贞子 10 g、丹参改用 15 g,5 剂。

11 月 16 日,患者睡眠、饮食改善,眼花基本消失,面斑有所减退,局部转红。

药用黄芪 30 g、党参 20 g、山药 20 g、当归 20 g、川芎 10 g、赤芍 10 g、水牛角丝 20 g、蒲公英 30 g、鸡血藤 20 g、山茱萸 10 g、玄参 15 g、生地 10 g、熟地 10 g、黄芩 10 g、金银花 20 g、威灵仙 15 g、茯苓 15 g、甘草 10 g、六曲 10 g、蜈蚣 2 条、葛根 10 g、丹参 20 g、防风 10 g、木瓜 10 g、牛膝 10 g、红枣 10 g,10 剂。强的松减为每日 5 mg。

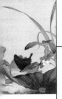

11 月 30 日,患者面斑仅眼圈处明显,手指足趾交替发热,胸部不适,大便次数多。

药用灵芝 6 g、黄芪 30 g、党参 15 g、山药 15 g、当归 15 g、川芎 10 g、水牛角丝子 30 g、蒲公英 30 g、鸡血藤 20 g、山茱萸 10 g、熟地 10 g、黄芩 10 g、金银花 20 g、威灵仙 15 g、茯苓 15 g、甘草 10 g、六曲 10 g、蜈蚣 2 条、葛根 10 g、牛膝 10 g、木瓜 10 g、防风 10 g、菟丝子 10 g、泽泻 10 g、牡丹皮 10 g、红枣 10 g、生姜 1 片,10 剂。

12 月 16 日,上方加丹参 15 g,10 剂。

2006 年 1 月 4 日,患者基本无不适感觉。患者告知服用复方丹参片、阿司匹林肠溶片、复方山海棠片(1/3 片)。嘱停。

药用水牛角丝 20 g、金银花 15 g、黄芩 10 g、生地 10 g、川芎 10 g、牡丹皮 10 g、赤芍 10 g、木瓜 10 g、茯苓 10 g、甘草 10 g、蒲公英 20 g、威灵仙 10 g、鸡血藤 10 g、苡仁 10 g、党参 15 g,10 剂。

3 月 8 日,强的松已停用 1 月。患者现有两三个手指头胀,右脚拇趾不适,下午偶有面部潮红。

药用水牛角丝 20 g、金银花 20 g、生地 15 g、川芎 10 g、牡丹皮 10 g、赤芍 10 g、当归 10 g、木瓜 10 g、黄芪 20 g、威灵仙 10 g、蒲公英 20 g、鸡血藤 10 g、苡仁 15 g、党参 15 g、青蒿 8 g、茯苓 10 g、甘草 6 g、红枣 10 g、生姜 1 片,10 剂。

3 月 29 日,患者面部偶有潮红,咳嗽。

药用水牛角丝 20 g、金银花 20 g、生地 15 g、川芎 10 g、牡丹皮 10 g、赤芍 10 g、当归 10 g、木瓜 10 g、黄芪 20 g、威灵仙 10 g、蒲公英 20 g、鸡血藤 10 g、苡仁 15 g、党参 15 g、青蒿 8 g、茯苓 10 g、甘草 6 g、桔梗 10 g、百部 10 g、鱼腥草 10 g、生姜 1 片、红枣 3 枚,10 剂。

2006 年 5 月 2 日,其子告知:患者在泗阳县人民医院检查,各项指标正常。

系统性红斑狼疮是一种累及多个脏器、系统的自身免疫性结缔组织疾病。从症候分类看,本例以热毒炽盛、气滞血瘀为主,故将清热凉血、益气活血化瘀贯穿始终。

右眼黄斑区充血看电视出现黑屏

我多年前患有白内障,2017 年 12 月 27 日下午,右眼看电视,屏幕除边角处白色,几乎满屏皆黑。2017 年 12 月 28 日上午,去泗阳县人民医院眼科检查,诊断为双眼白内障,右眼黄斑区充血,眼压高。刘医生治疗处方:七叶洋地黄双苷滴眼液、VC 片、复方丹参片、甲钴胺片。刘医生说,治疗效果不一定令人满意。付款取药后,决定先自己用中药治疗,观察效果。

治疗炎症是防治白内障的措施之一。黄斑区充血,是视力急剧下降的主要原因。眼压升高,易继发青光眼。治疗方法应当采用消炎止血,降低眼内压,抑制晶状体内醛糖还原酶活性,活血化瘀,减少组织细胞退(老)化而丧失视力的危险。

处方:草决明 10 g、蔓荆子 5 g、刺蒺藜 5 g、黄芩 5 g、蝉衣 3 g、知母 10 g、丹参 5 g、菊花 3 g、枸杞子 10 g,15 剂。

服药 4 天,右眼黑色视屏消失。2018 年 1 月 15 日,泗阳县人民医院眼科复查,右眼结膜轻度充血,黄斑区晦暗。

中药治疗半月,已见成效,原方继进 15 剂。

2018 年 3 月 28 日,泗阳县人民医院眼科复查,视力改善。改为每日服枸杞子 5 g 左右,约 10 天。外用牛磺酸滴眼液。

药理作用分析:

草决明,降压,降血脂,抗血小板聚集,增加眼睫状肌中的乳酸脱氢酶活性,调节晶状体的曲度,清热明目,疗失明。

蔓荆子,上行头目,可改善兔眼球结膜微循环障碍,除昏暗,抑制晶状体内醛糖还原酶活性,延缓糖尿病所致白内障。

刺蒺藜,疏风热,泄肝火,破症结积聚,除翳膜,疗失明。

黄芩,泻火解毒,抗炎,止血,降压,抗氧化,抑制晶状体内醛糖还原酶活性,延缓和治疗半乳糖性白内障,其维持透明晶状体百分率 50%。

蝉衣,去风热,退翳膜,明目除昏。

知母,清热泻火,生津润燥,降血糖,抑制血小板聚集,抑制晶状体内醛糖还原酶活性。

丹参,活血化瘀,凉血消痈,降血压,降血糖,改善微循环,促进组织修复与再生,可治疗视网膜中央动(静)脉栓塞。

菊花,清热,抗自由基,浸出液对光照核黄素反应体系中产生的超氧阴离子有较强的清除作用,治目赤肿痛、眼目昏花。

枸杞子,降血糖,降血压,降血脂,滋补肝肾,既治肝血不足导致的眼目昏花,亦治肾精虚损造成的眼目昏花。枸杞子富含玉米黄质,能增强黄斑组织,可有效降低随人体细胞老化而丧失视力的危险。

牛磺酸,可抑制脂质过氧化反应,防止晶状体混浊,亦可减轻糖尿病性白内障晶状体的损伤,减少晶状体蛋白逸入玻璃体,提高视力。用4%牛磺酸滴眼,6个月后较用维生素滴眼,视力增加5倍多。

我虽然未用刘医生开的4种药物,还是要谢谢她的坦诚相告。让患者知情,医德高尚。

右眼见云雾蛇影

2018年5月13日,妻右眼见云雾蛇影,我参照治自己的处方,予草决明10 g、蔓荆子5 g、刺蒺藜5 g、黄芩5 g、蝉衣3 g、丹参5 g、知母10 g、菊花3 g、枸杞子10 g、石决明10 g,15剂。蛇影逐渐消失。

甲色变青案

二女某华,2002年9月,双手指甲、双足趾甲变成青色。其到泗阳县人民医院,先看中医,后看西医内科、外科,医生皆说未见过也未听说过此症,束手无策。我得知后,考虑到甲色变青,可能是由于血供不足,甲失所养,也可能与缺乏维生素B有关,所以让其到药店买1瓶中成药归脾丸,1瓶复合维生素B片,均照说明书服用,观察疗效。二药未用完,甲色恢复常态。停药至今,未见复发。

对于甲色变青,中医教科书及诸多典籍均无记载。一味凭经据典,必然束手无策,灵活处置,反能取效。治甲病如此,治他病亦然。

全身岔气痛

唐某林,男,30 岁。2001 年 6 月 7 日,自诉全身岔气疼痛,活动受限。治宜益气活血,疏风通络。

药用黄芪 30 g、白术 20 g、山药 20 g、防风 10 g、补骨脂 20 g、当归 15 g、川芎 10 g、丹参 20 g、鸡血藤 15 g、威灵仙 12 g、五灵脂 10 g、杜仲 10 g、牛膝 10 g、神曲 10 g、茯苓 10 g、甘草 6 g,3 剂。

2 剂后,患者岔气痛消失,唯后膝部肿,尽剂后诸症若失。后因打牌劳累,患者又服 3 剂巩固。

脾虚气陷型乳糜尿

国家中医药管理局 1994 年 6 月 28 日发布的《中华人民共和国医药行业标准》,将乳糜尿分类为湿热下注型、脾虚气陷型、肾阴亏虚型、肾阳亏虚型。我临床用补肾健脾法治疗脾虚气陷型乳糜尿,效果满意。

例 1 孙某英,女,66 岁,爱园镇南岗人。

2011 年 1 月 5 日,自诉患乳糜尿,在县医院就诊,已服中药 24 剂,并按医生吩咐,忌吃油腻,无效果。我让其将药拿来,以作识别。见有萆薢、木通、石韦、金樱子,意在分清别浊,补漏涩遗。患者面色无华,脉细弱。问及复发原因,言因建房劳累引起。症候分类,符合脾虚气陷型标准。遂投唐氏补肾健脾汤:黄芪 20 g、白术 20 g、党参 20 g、山药 20 g、当归 20 g、川芎 15 g、木香 10 g、菟丝子 20 g、五味子 10 g、六曲 15 g、茯苓 15 g、甘草 10 g,5 剂。饮食不忌油腻。

1 月 12 日复诊,患者自诉食量增加,乳糜尿减少为每天晚上 1 次。继进 5 剂。

3 月 7 日,患者陪他人来诊,未复发。

例2 张某生,男,63岁,张家圩乡人。

2011年3月2日,其自诉患乳糜尿15年,起初小便有血块,经多处治疗,血块消失,近年来每遇劳累或吃猪肉,病即复发。患者面色灰暗。我投唐氏补肾健脾汤5剂。

3月8日,患者言服3剂,吃猪肉也无乳糜尿。遂再予5剂,巩固疗效。

例3 王某平,女,62岁。

2012年9月4日,自诉患乳糜尿3个月,多时1天小便白色沉淀物有半酒盅。当天本院尿检显示,红细胞(十)。

药用黄芪20 g、白术20 g、党参20 g、山药20 g、当归20 g、川芎15 g、木香10 g、菟丝子20 g、五味子10 g、六曲15 g、茯苓15 g、甘草10 g、木通6 g、白茅根15 g,3剂。

9月8日,患者告知小便无乳糜。再投2剂以善后。

脾气主升,清阳不升反下陷,固摄无权,故小便浑浊如米泔。黄芪补气升阳,白术、党参补脾益气清阳,山药补脾养胃,填精补肾,涩精止遗。当归走脾经而散精微。菟丝子补肾益精,治肾虚膏淋、白浊。五味子益气固脱,治肾虚白浊。

补肾健脾散助学生升学考试

唐氏补肾健脾散,治疗虚劳症,效果满意。临床用于3名中高考学生,对其精力恢复,皆有帮助。

唐圩村唐某,2011年临近中考时精神不佳,记忆力减退。其父来求帮助,予唐氏补肾健脾散(1料改作1剂)。黄芪20 g、党参20 g、白术20 g、山药20 g、当归20 g、川芎15 g、菟丝子20 g、五味子10 g、木香10 g、神曲15 g、茯苓15 g、甘草10 g,3剂。后其父来告,孩子服后精神状态改善。

2012年高考前,唐维山来院咨询,诉说孙子精力不足,头脑昏昏沉沉,能否服中药调理。我介绍上例情况后,其欣然取上方3剂,1剂在家煎服,剩余 2 剂药液煎好后装瓶带到学校服用,其孙服后疗效好。

吾孙女,2013 年中考前,服上方 3 剂,备考阶段精神佳。2016 年高考前,我将唐氏补肾健脾散略作改动:黄芪 20 g、红参片 10 g、白术 20 g、山药 20 g、当归 20 g、川芎 15 g、菟丝子 20 g、五味子 10 g、木香 10 g、神曲 15 g、茯苓 15 g、甘草 10 g。嘱其 6 月 3 日开始服用,连续 6 天,服后不易疲劳,精力充沛。

人参能提高人的脑力和体力劳动能力,对抗疲劳,提高思维活动和体力劳动效率,可改善人的大脑功能,对智力、记忆力减退及思维迟钝有精神兴奋作用。对电报员进行的翻译密码能力试验表明,用人参浸膏者译码能力提高 12%,误译数减少 51%。

学生升学考试,虽与平素学习成绩有关,但冲刺时给予助力,不失为明智之举。

雷公藤片引发肝功能异常

唐某波,男,52 岁,果树实验场人。2019 年 2 月 24 日,诉患银屑病多年,外院医生予雷公藤片治疗。服用月余,发现 ALT 增高,即来本院住院,治疗 15 天,血清化验 ALT 82 U/L。

见患者面黑消瘦,腹部大片皮疹、红斑。诊断为雷公藤慢性中毒。

药用蒲公英 20 g、白花蛇舌草 20 g、白茅根 150 g、黄芩 10 g、柴胡 10 g、党参 20 g、山药 20 g、麦冬 10 g、茯苓 10 g、甘草 6 g、生地 15 g,5 剂。嘱停用雷公藤片。

2 月 27 日,血清化验 ALT 略有减少,皮疹减轻,面色改善。原方继续服用 5 剂。

3 月 2 日,血清化验 ALT 67.3 U/L,AST 46.6 U/L,原方再加枸杞子 15 g,5 剂。